Yoga – Kinderleicht

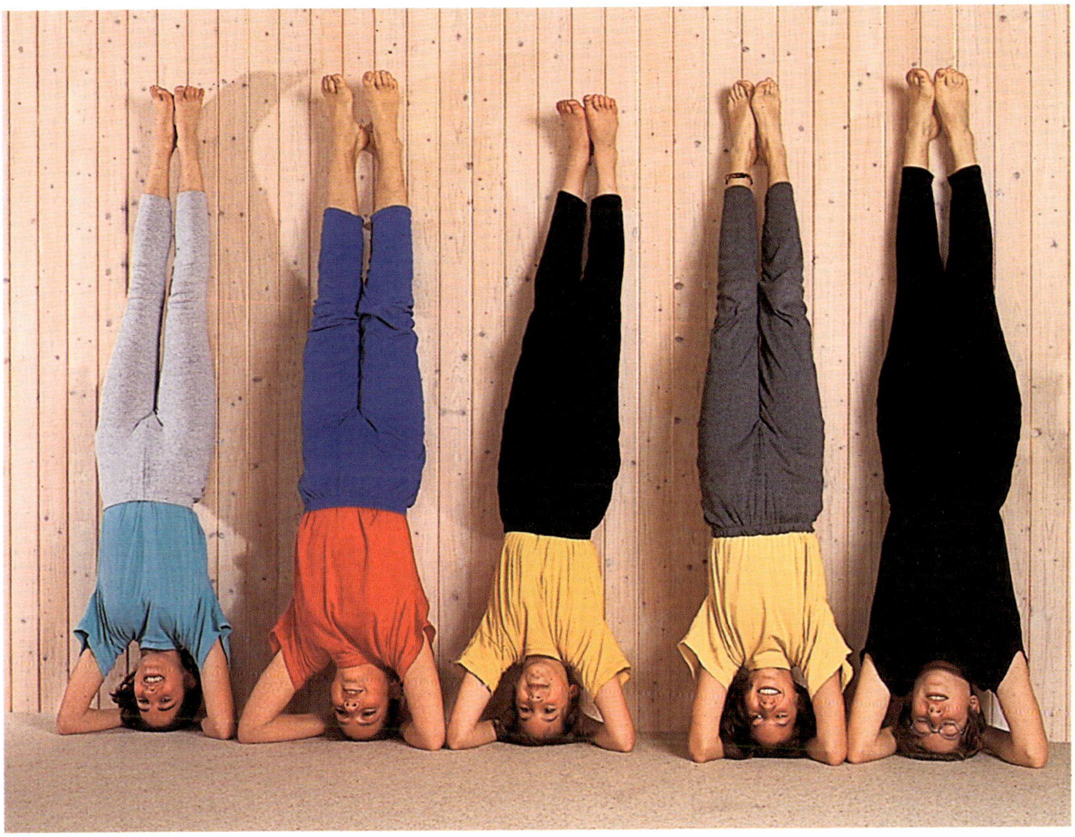

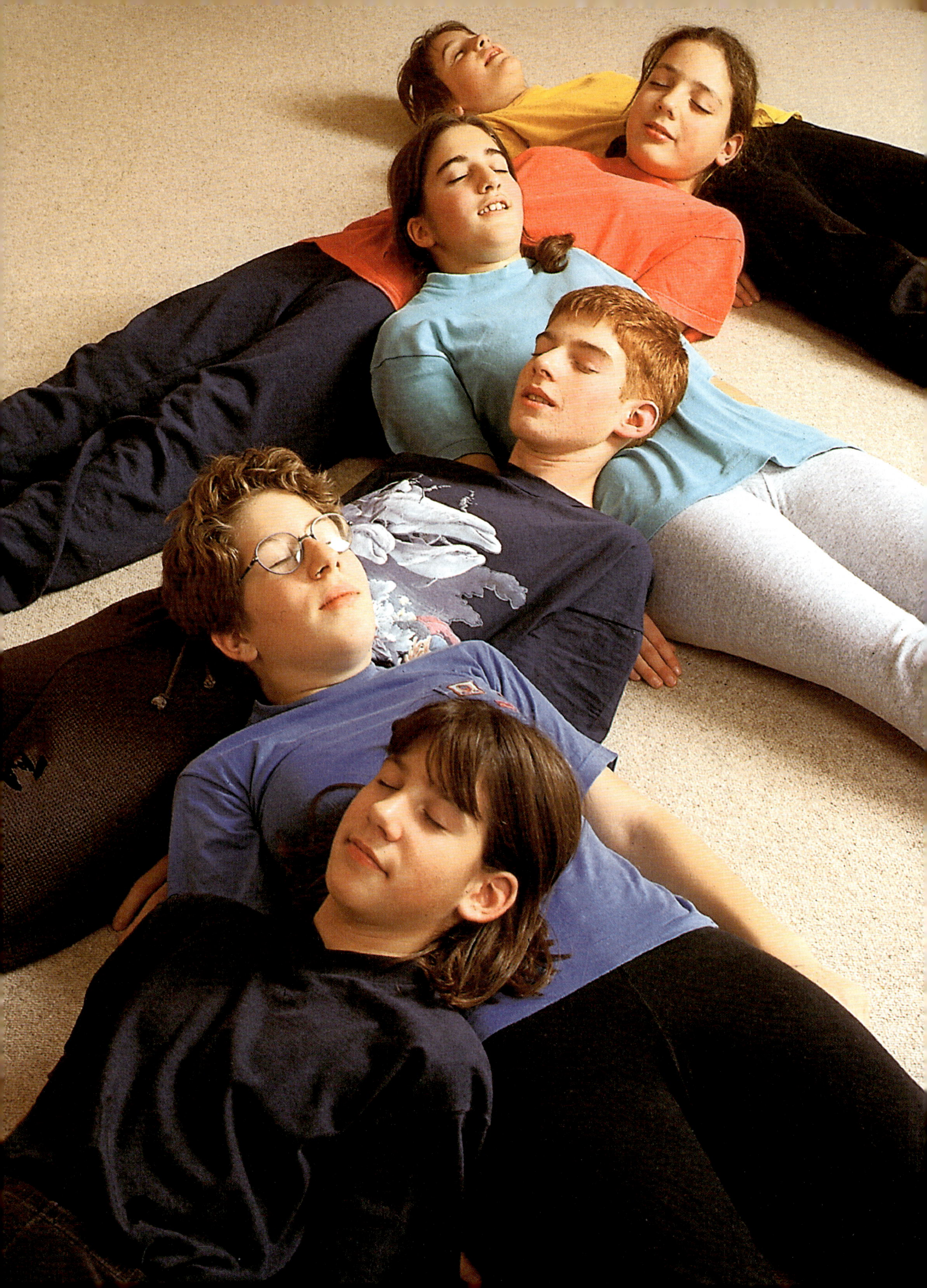

Stella Weller

YOGA KINDERLEICHT

Urania Verlags AG

Danksagung der Autorin

Ich danke allen, die bei der Entstehung dieses Buches geholfen haben. Besonderer Dank gilt meinem Ehemann Walter sowie Erica Smith, Wanda Whiteley und Linda Mellor.

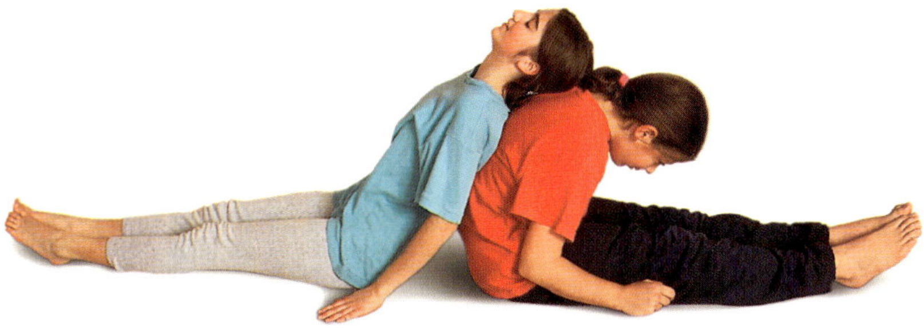

1. Auflage 1998
ISBN 3-908645-65-4

Titel der Originalausgabe: «Yoga for Children», Thorsons, Harper Collins Publishers, San Francisco, CA.

Danksagung
Unser besonderer Dank gilt der Yogaschule Narayama von Franzisca Wipf und ihren Schülerinnen und Schülern, die uns die Aufnahmen in diesem Buch ermöglicht haben.

Übersetzt aus dem Englischen von Wiebke Krabbe
Zeichnungen: Sprengsatz Diessen, Susann Pásztor, Diessen
Photos: Rolf Wessendorf, Schaffhausen
Lithos: Hissek Satz & Litho, D-78467 Konstanz
Umschlagentwurf: Gerd Aumann Kreativ Design, D-65207 Wiesbaden, unter Verwendung des Original-Covers von Thorsons, Harper Collins Publishers, San Francisco, CA.
Satz: GBS, CH-3250 Lyss
Druck: FVA, D-36037 Fulda
Printed in Germany

INHALTSVERZEICHNIS

Einleitung für Eltern und Erzieher

Wenn Sie Ihren oder den Ihnen anvertrauten Kindern im Rahmen eines Fitneß-Programmes Yoga nahebringen, geben Sie ihnen Zugang zu einer Disziplin, die als solide Grundlage für das ganze spätere Leben der Kinder dienen kann.

Lehrer und Erzieher kennen die uralte Weisheit vom gesunden Geist, der in einem gesunden Körper lebt. Sie wissen auch, daß Kinder durch individuelle Arbeit wie durch das Training in Gruppen Übungen und Fähigkeiten lernen können, mit deren Hilfe sie später Eigenschaften von unschätzbarem Wert erlangen. Dazu gehören das Seiner-selbst-bewußt-Sein (im Gegensatz zum landläufig verwendeten Begriff des Selbstbewußtseins), Selbstdisziplin, Ausdauer, Selbstvertrauen und Respekt vor sich und anderen.

Regelmäßiges Yoga-Training, vor allem in der Kindheit, unterstützt die Wahrnehmung dessen, was innerhalb und außerhalb der eigenen Person geschieht. Das kann die folgenden Vorteile mit sich bringen:

- Es unterstützt die Aufmerksamkeit, schult und verbessert die Konzentration.
- Es fördert das klare Denken und erleichtert so das Lernen.
- Es regt die Phantasie und die Kreativität an.
- Es baut Selbstvertrauen auf und ist dadurch ein wichtiger Beitrag zur Entwicklung und zum Erhalt eines positiven Selbstbildes.
- Es fördert den Einklang zwischen Körper und Geist und hilft dadurch, auf emotionale Reize angemessen zu reagieren.
- Es verringert gesundheitliche Probleme.

Im Lauf der Zeit summieren sich diese Vorteile durch die Übung von Techniken, zu denen langsame, dehnende Bewegungen gehören, die charakteristisch für Yoga-Stellungen (Übungen oder *Asanas*) sind. Die Bewegungen werden im Einklang mit der Atmung vollzogen und erfordern die volle Aufmerksamkeit des Kindes. Viele Übungen helfen dabei, Begriffe aus der Phantasie in körperliche Bewegung umzusetzen, was Kindern in der Regel sehr leichtfällt. Außerdem unterstützen die Übungen schüchterne, in sich gekehrte oder in irgendeiner Form behinderte Kinder darin, ihre Hemmungen abzulegen und so ein Gefühl der Befreiung zu erleben. Kinder verfügen in der Regel nicht über die sprachlichen Ausdrucksmöglichkeiten der Erwachsenen. Yoga ist ein guter Weg, ihr Mitteilungsbedürfnis zu befriedigen. Sie können ihre Emotionen mit Hilfe ihres Körpers ausdrücken, dadurch wird der Weg zur Entfaltung ihrer Kreativität frei. Solche Wege, die die Selbstsicherheit und den Selbstwert stärken, sind im Yoga zu finden.

Kinder sind meist sehr aktiv, ihre Aufmerksamkeit läßt sich nur für kurze Zeiträume fesseln, ihre Stimmungen können schnell und unerwartet schwanken. Besonders die Atem- und Gleichgewichtsübungen sind wirkungsvoll, wenn es darum geht, Konzentration, Ruhe und Körperkoordination zu lernen. Die bewußte Atmung ist zudem ein gutes Hilfsmittel für Kinder mit Atembeschwerden, etwa durch Asthma oder Angstzustände.

Die ganzkörperlichen und die teilkörperlichen Entspannungstechniken sind hilfreich bei der Streßbewältigung, also dabei, auch dann die Ruhe zu bewahren, wenn der Druck von außen groß ist. Auch zum Überwinden von Schlafstörungen und zur Erreichung eines gesunden, erholsamen Schlafes sind sie sehr nützlich.

Das Arbeiten mit bildhaften Vorstellungen ist deshalb für Kinder so gut geeignet, weil es ihnen eine Möglichkeit eröffnet, ihre Phantasie auszuleben. Die Fähigkeiten des Gehirns, entspannende Vorstellungsbilder zu produzieren, werden vergrößert. Wissenschaftler haben herausgefunden, daß die Förderung der Vorstellungskraft, kombiniert mit anderen Entspannungstechniken, das Lernen erleichtert, die Konzentration verbessert und die Motivation und das Selbstbewußtsein unterstützt. So wird ein positives Selbstbild geschaffen, das zur Reduzierung gesundheitlicher Probleme wesentlich beiträgt.

Die Yoga-Übungen werden langsam und bewußt ausgeführt, Stellungen eine Zeitlang gehalten und danach in Entspannung aufgelöst. Viele wahllose Wiederholungen machen Yoga nicht aus. Die einzelnen Übungen können jedoch variiert werden, um den Kindern eine Herausforderung zu bieten, ihnen ein Gefühl von Individualität zu vermitteln, ihnen ihre Fortschritte vor Augen zu führen. Auf diese Weise wird das Wachsen von Selbstvertrauen und Selbstwert gefördert. Insofern ist Yoga ein hervorragendes Gegenstück zu den Kräften, die im Wettkampfsport erworben werden. Yoga hat für jeden etwas zu bieten, ganz gleich, ob leistungsorientiert oder weniger sportlich.

Viele Kinder unserer Zeit verbringen Stunden und Stunden sitzend vor dem Fernseher oder dem Computer. Sie werden zur Schule und zu Freizeitveranstaltungen gefahren und wieder abgeholt, sie gehen viel weniger zu Fuß, als es Kinder noch vor einigen Jahren taten. Die Folge davon ist, daß selbst Kinder, die sich relativ viel an der frischen Luft bewegen, zunehmend unbeweglich und dadurch anfälliger für Verletzungen und Schmerzen werden. Regelmäßige Yoga-Übungen können helfen, diese Anfälligkeit zu verringern. Die Kinder werden widerstandsfähiger, bauen Verspannungen und Ängste ab. Die langsamen, dehnenden und stärkenden Übungen lassen sich auch dort trainieren, wo wenig Platz zur Verfügung steht. Sie stärken die Muskeln, halten die Gelenke beweglich und unterstützen eine gute Körperhaltung.

Ein tägliches Yoga-Programm in den Tagesablauf einzubauen ist eins der besten Dinge, die Sie für die Selbstdisziplin und Eigenverantwortlichkeit Ihrer Kinder tun können. Die Kinder lernen schon früh, sich auch in Alltagssituationen auf ihre eigenen, natürlichen inneren Kräfte (körperliche und geistige Kraft sowie den Atem) zu verlassen. Auf diese Weise schenken Sie ihnen ein Stück mehr Unabhängigkeit von äußeren Hilfsmitteln.

Seitdem die Menschen verstanden haben, daß Yoga kein Glaube und keine Weltanschauung ist und deshalb auch nicht mit ihren eigenen religiösen und philosophischen Werten kollidiert, setzt sich diese Art der Körperarbeit immer mehr durch. Obwohl seine Wurzeln in die Kultur des Hinduismus zurückreichen, hat Yoga keinen inhaltlichen Bezug zu diesem Glauben und kann von jedermann ohne Bedenken ausgeübt werden. Aus diesem Grund finden sich in vielen Programmen zur Gesundheitsförderung Elemente des Yoga. Ein Hauptgrund ist der Aspekt der bewußten Entspannung, der vielen Menschen hilft, mit Alltagsstreß leichter zurechtzukommen.

Yoga kinderleicht ist kompakt und leicht zu verstehen. Es ist so geschrieben, daß Kinder und Teenager mit dem Buch allein üben können, aber auch mit ihren Eltern oder in einer Gruppe. Zugleich ist es eine Basis für Eltern, Lehrer und andere Erzieher, Trainer und Personen aus dem Gesundheitswesen, etwa Krankengymnasten. Im Grunde richtet sich dieses Buch an jeden, der ein Interesse am körperlichen und geistigen Wohlergehen von Kindern hat.

1. Geschichte des Yoga

Vor vielen tausend Jahren lebten in Indien Männer, die man *Yogis* nannte. Sie zogen sich von Zeit zu Zeit in den Wald zurück, um zu meditieren. Während sie das taten, sahen sie den Vögeln und den anderen Tieren, die im Wald lebten, aufmerksam zu. Sie beobachteten, wie die Tiere sich für die Nacht vorbereiteten und wie sie morgens wieder aufstanden: Sie streckten langsam und ohne sich anzustrengen die Glieder. Die Yogis sahen, wie die Tiere Schritt für Schritt ihre Muskeln aufbauten und dafür sorgten, daß sie wachsam, beweglich und stark blieben.

Nun fingen die Yogis an, einige Haltungen und Bewegungen, die sie beobachtet hatten, nachzumachen. Es dauerte nicht lange, bis sie Hunderte von eigenen Haltungen erfanden. Sie nannten sie *asanas*, das bedeutet «angenehme Haltungen». Viele der Übungen benannten sie nach den Tieren, bei denen sie sie gesehen hatten, z.B. Kobra, Adler, Löwe, Kaninchen und Schildkröte.

Die Yogis fanden heraus, daß ihnen das regelmäßige Üben viel Kraft für ihre Arbeit gab. Sie konnten klar denken, sich gut konzentrieren und fühlten sich fit. Von dieser Erfahrung erzählten sie anderen Menschen, die alles aufschrieben und bis in unsere Zeit weitergaben.

Heute wird Yoga überall auf der Welt von vielen Menschen, Erwachsenen und Kindern, geübt. Yoga ist so beliebt, weil man davon keinen Muskelkater bekommt, wenn man es richtig macht. Statt dessen macht es Spaß, und man fühlt sich hinterher entspannt.

Die Yogis im alten Indien waren weise Männer. Sie fanden heraus, auf welche Weise man die Übungen am besten macht, damit sie dem Körper und der Gesundheit am meisten nützen. Bewege dich immer langsam und aufmerksam. Zwinge deinen Körper niemals zu etwas, das er nicht schafft. Atme langsam und gleichmäßig, damit die Muskeln mit ausreichend Sauerstoff versorgt werden. Wenn du eine Stellung erreicht hast, halte einen Augenblick ganz still. Erst dann beginnst du mit der nächsten Übung.

Besondere Atem-Übungen helfen deinen Lungen – und auf diesem Wege deinem ganzen Körper – gesund zu bleiben. Du trainierst damit, ruhig zu bleiben, auch wenn du einmal angespannt bist oder Angst hast.

Das Spielen mit deiner Phantasie wird dir sicherlich besonderen Spaß machen. Dabei sollst du dir in Gedanken Bilder malen. Zu vielen Übungen in diesem Buch findest du Vorschläge. Wenn du Fortschritte mit deinen Yoga-Übungen machst, wirst du feststellen, wie wichtig und hilfreich solche Phantasiebilder sein können. Diese «Gedanken-Kraft» hilft dir, Vertrauen zu dir selbst zu finden, in der Schule und der Freizeit gut zurechtzukommen und gesund zu bleiben.

Jetzt weißt du, wie Yoga entstanden ist und was es dir Gutes tun kann. Im nächsten Kapitel erfährst du etwas darüber, wie du dich auf die Übungen vorbereitest.

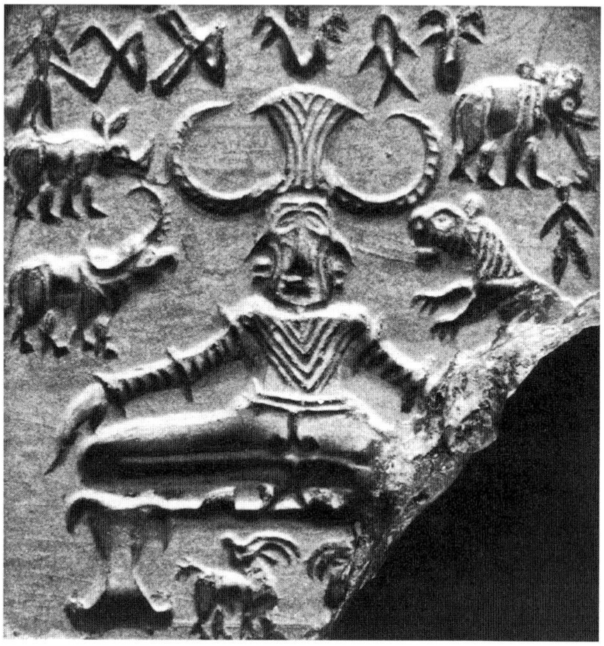

2. Ehe man anfängt

Yoga wird schon seit langer Zeit in vielen Ländern geübt. Die Übungen sind ungefährlich und können, wenn sie richtig durchgeführt werden, dem Körper viel Gutes tun.

Die Übungen in diesem Buch sind speziell für Kinder ausgesucht worden. Sie sind ungefährlich, einfach und machen Kindern besonderen Spaß. Kinder von sechs (oder vielleicht noch weniger) Jahren können mit Eltern, Großeltern, Lehrern oder anderen Erwachsenen üben. Ich rate dazu, Kinder bei den ersten Versuchen zu beobachten und zu unterstützen, bis sie sicher wissen, worauf es ankommt. In der Gruppe lernen Kinder die Grundprinzipien des Yoga am leichtesten.

Es ist sehr wichtig, den Übungsanleitungen genau zu folgen.Wenn Sie Bedenken oder Zweifel haben, sprechen Sie bitte mit Ihrem Arzt.

Wann soll man üben?

Älteren Kindern und Teenagern tut ein tägliches Training gut, selbst wenn es nur zehn Minuten dauert. Für kleinere Kinder, die in einer Gruppe üben, ist ein Treffen pro Woche günstig. Im Grunde kann eine Übungsstunde so lange dauern, wie alle daran Spaß haben. 45 Minuten sollten für Kinder jedoch ausreichen – die Entspannungsphase am Ende eingeschlossen.

Versuche, jeden Tag zur gleichen Zeit zu üben. Wenn du am Morgen trainierst, wirst du spüren, daß du den Tag wach und voller Schwung und Energie beginnst. Übst du am Abend, wirst du ruhiger und entspannter schlafen. Entscheide selbst, welche Zeit für *dich* am besten ist. Es ist aber nicht günstig, direkt vor oder nach einer Mahlzeit zu üben (siehe *Essen und Trinken*, rechts).

Wenn du krank bist oder du dein Training aus anderen Gründen unterbrechen mußt, fang ganz allmählich wieder an. Versuche nicht, verlorene Zeit aufzuholen.

Zwischendurch üben

Viele der Übungen kannst du auch einfach zwischendurch einmal machen. Die *Uhr* (S. 16 und 17) und das *Versteck* (S. 61) eignen sich gut für eine Pause in der Schule, damit auch deine Augen eine Pause haben und sich entspannen können. Die *Acht* (S. 12), das *Kreisen der Schultern* (S. 13), die *Brust-Dehnung* (S. 40) und die *Kuh* (S. 41) lockern und entspannen deinen Hals, die Schultern und den oberen Rücken, wenn du lange Zeit am Schreibtisch oder Computer gesessen hast.

Wenn du Angst hast, probiere einmal die *beruhigende Atmung* aus, die du im Kapitel über die Atem-Übungen findest. Du kannst auch die *vollkommene Atmung* üben, wenn du angespannt bist.

Essen und Trinken

Am besten machst du Yoga-Übungen mit leerem Magen, beispielsweise vor dem Frühstück oder Abendessen. Etwa zwei Stunden nach einer Mahlzeit oder eine Stunde nach einem kleinen Imbiß kannst du auch trainieren. Versuche, nach dem Üben mit dem Essen eine halbe Stunde zu warten.

Wo soll man üben?

Das Gute am Yoga ist, daß du es an vielen Orten üben kannst, drinnen und draußen, selbst wenn nur wenig Platz zur Verfügung steht. Du brauchst auch keine besonderen Geräte: Dein Atem, dein Körper und deine Aufmerksamkeit sind alles, was nötig ist.

Sorge an deinem Übungsplatz für frische Luft. Sanftes Licht ist besser als grelles, du solltest aber trotzdem gut sehen können.

Der Boden soll glatt und eben sein. Wo kein Teppich liegt, lege eine Matte oder eine dicke, rutschfeste Wolldecke aus, auf der du üben kannst. Auch auf dem Rasen kannst du Yoga machen. In den Anleitungen für die Übungen nennen wir den Platz, an dem geübt wird, «Matte».

Bequemlichkeit und Sicherheit

Bevor du mit den Übungen anfängst, sorge dafür, daß du dich rundum wohlfühlst. Geh auf die Toilette, leere deine Blase und, wenn möglich, auch deinen Darm. Du kannst eine warme (nicht *heiße*) Dusche nehmen. Spül dir den Mund aus oder putze deine Zähne. (Wenn du magst, kannst du auch eine Viertelstunde nach dem Üben duschen oder baden.)

Zieh lockere, bequeme Kleidung an, die dich beim Atmen und Bewegen nicht einengt. Lege Haarspangen, Schmuck, Brille und andere Gegenstände ab, an denen du dich verletzen könntest. Wenn es möglich ist, solltest du die Übungen barfuß machen. Lege dir eine leichte Decke, eine Strickjacke und warme Socken bereit, damit du bei der Entspannung am Ende der Übungen nicht frierst. Mädchen sollten, wenn sie ihre Periode haben, *keine* Umkehrhaltungen wie die *Kerze* (S. 35), die *halbe Kerze* (S. 51) oder den *Pflug* (S. 75) üben.

Wie soll man üben?

Yoga-Übungen werden immer langsam und vorsichtig gemacht. Atme regelmäßig, und achte genau auf jede deiner Bewegungen. Normalerweise machst du jede Übung nur einmal. Dann bleibst du einige Sekunden lang in der Haltung und atmest ruhig weiter. Sehr kleine Kinder, die mit Eltern oder Lehrer trainieren, halten die Positionen nur für kurze Zeit (etwa ein bis zwei Atemzüge). Wer schon weiter fortgeschritten ist, kann die Positionen länger halten. Auch die Bewegungen zurück in die Ausgangsstellung werden langsam und ruhig ausgeführt. Dann ruhst du dich einen Moment aus, ehe du dich an die nächste Übung machst.

Die richtige Reihenfolge

Auf eine Übung wie das *gerollte Blatt* (S. 43), bei der du dich nach vorn beugst, sollte eine Übung folgen, die den Körper in die entgegengesetzte Richtung dehnt, z.B. die *Brücke* (S. 32). Übungen wie das *Dreieck*, bei denen du dich seitwärts beugst, machst du erst zur einen, dann zur anderen Seite. Auch der *Drehsitz* (S. 72 und 73) wird zu beiden Seiten geübt. Gleichgewichtsübungen wie den *Baum* (S. 70) trainierst du zuerst auf dem einen, dann auf dem anderen Bein.

Aufwärmen

Tänzer strecken ihre Arme, ihre Beine und den ganzen Körper, ehe sie zu tanzen beginnen. Dadurch werden sie warm und geschmeidig und können schöner und graziöser tanzen. Pianisten spielen Tonleitern und Fingerübungen, damit ihre Finger und Handgelenke locker werden und damit sie sich besser konzentrieren können und weniger Fehler machen. Auch Sportler wärmen sich auf, ehe sie in den Wettkampf gehen. Genauso wichtig ist es, deinen Körper und deine Gedanken auf die Yoga-Übungen vorzubereiten. Wenn du gut aufgewärmt bist, brauchst du nicht zu fürchten, daß du durch die Übungen Muskelkater bekommst. Dadurch kannst du dich auf das eigentliche Training besser konzentrieren.

Phantasie

Die Phantasie oder Vorstellungskraft spielt bei den Yoga-Übungen eine wichtige Rolle. Damit ist gemeint, daß du dir in Gedanken Bilder vorstellst, die du quasi mit dem «inneren Auge» siehst. Während du eine Übung machst, stell dir die «fertige» Haltung vor und setzte sie dir als Ziel. Sei geduldig, laß dir Zeit. Wenn du deinen Rücken streckst, stell dir vor, wie er stärker und geschmeidiger wird. Bei Atem-Übungen kannst du dir schlimme Dinge wie Trauer oder Wut vorstellen, die mit jedem Ausatmen aus deinem Körper herausfliegen. Stell dir mit dem Einatmen schöne Dinge vor, Freude oder Glück, die in deinen Körper hineinströmen. Mal dir in deiner Phantasie Bilder, die dir gefallen und an denen du Freude hast. Mit solchen Gedankenbildern macht Yoga noch mehr Spaß, und du verbesserst zugleich deine Konzentration.

Jüngere Kinder, die mit Eltern oder Lehrern zusammen üben, haben besondere Freude am Spiel mit der Phantasie. Sie können ihre Vorstellungen ausleben, indem sie z.B. wie eine Schlange zischen, während sie die *Kobra* (S. 37) üben, wie eine *Krähe* (S. 42) krächzen oder wie ein Löwe (S. 56) brüllen.

Atmung

Wenn in einer Übung nicht besondere Hinweise für die Atmung gegeben werden, atme langsam durch die Nase ein und aus. Dein Atem soll sich immer natürlich anfühlen und zu der Bewegung passen, die du gerade machst. *Halte nicht die Luft an!* Die Luft, die du einatmest, versorgt deine Muskeln mit Sauerstoff. Beim Ausatmen werden Abfallstoffe aus dem Körper transportiert. Wenn deine Muskeln bei den Übungen gut arbeiten sollen, mußt du atmen, um sie ausreichend zu versorgen.

Abkühlen

Beende deine Übungen immer mit Entspannung, auch wenn du nur einen kurzen Moment lang trainiert hast. Die meisten Yoga-Lehrer beenden eine Übungsstunde mit der *Totenlage* (S. 39). Du kannst aber auch einfach einige Minuten lang im *Lotus-Sitz* oder einer seiner Variationen (S. 58 und 59) oder im japanischen *Fersensitz* (S. 54) sitzen. Schließ dabei deine Augen, und konzentriere dich auf deinen Atem, bis er langsam und ruhig ist. Wenn du zu frieren beginnt, deck dich zu oder zieh eine leichte Jacke über (siehe Abschnitt *Bequemlichkeit und Sicherheit*, S. 10). Beende dein Training erst, wenn du dich entspannt und ausgeruht fühlst.

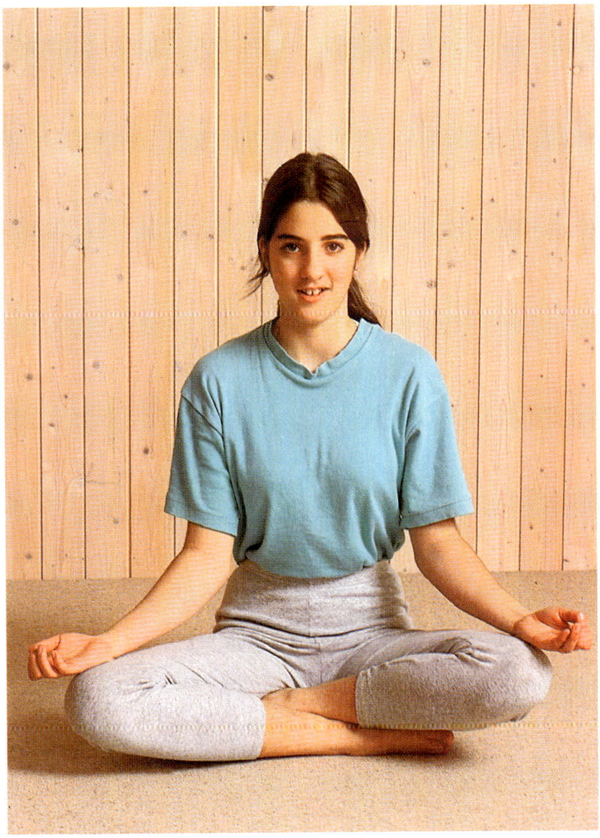

3. Aufwärm-Übungen

Manche der Übungen in diesem Kapitel kannst du sehr gut zwischendurch einmal machen, in der Schule oder an jedem anderen Ort. Sogar die Werbe-Pause beim Fernsehen reicht dafür aus. Sie helfen dir nicht nur dabei, deinen Körper für das Yoga-Training vorzubereiten und aufzuwärmen. Sie können auch verhindern, daß sich Anspannungen in dir sammeln, aus denen leicht Verkrampfung und sogar Angst entstehen können.

Eltern oder Großeltern können die Aufwärm-Übungen in Form eines Spiels mit den Kindern durchführen, um Langeweile und Unruhe zu umgehen. Lehrer können eine unruhige Schulklasse, deren Aufmerksamkeit abschweift, dadurch wieder sammeln, daß sie im Stoff innehalten und mit den Schülern gemeinsam eine kurze Übung machen.

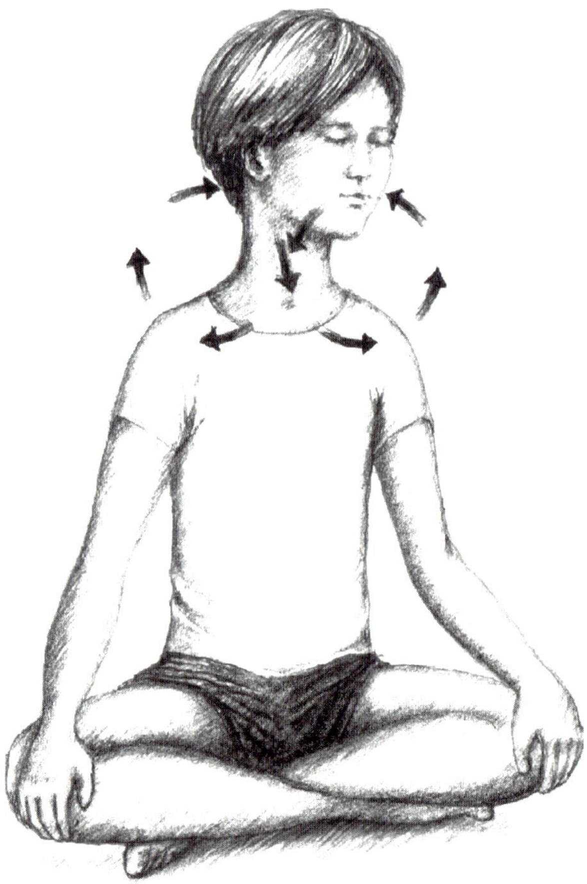

Die Acht

So wird es gemacht

1. Setz dich gerade hin, halte Hände und Schultern ruhig. Du kannst die Augen schließen oder offen lassen. Atme langsam und gleichmäßig.

2. Stell dir eine große Acht vor, die auf der Seite liegend vor dir schwebt. Versuche nun, mit der Nase, dem Mund oder dem ganzen Gesicht diese Acht in der Luft nachzumalen. Beginne dabei mit einer Bewegung im Uhrzeigersinn. Male die Acht *langsam und ruhig* mindestens fünfmal.

3. Wiederhole Schritt 2, bewege dein Gesicht diesmal aber gegen den Uhrzeigersinn. Denk daran, langsam und gleichmäßig zu atmen.

4. Ruh dich aus.

Wofür es gut ist

Die *Acht* ist eine sehr gute Übung, um Verspannungen im Nacken zu vermeiden. Sie kann sogar vorbeugend gegen Kopfschmerzen wirken.

Hinweis

Übe die *Acht* in der Pause zwischen den Schulstunden oder während du auf den Schulbus wartest. Wenn du nicht möchtest, daß dir jemand dabei zuschaut, zieh dich in einen Umkleideraum zurück oder übe in deinem Zimmer zu Hause.

Die *Acht* kannst du auch im Stehen üben.

Die Acht

SCHULTERN KREISEN

So wird es gemacht

1. Sitz gerade. Halte deine Hände ruhig. Schließ die Augen oder laß sie offen. Atme langsam und gleichmäßig.

2. Stell dir vor, du malst mit deinen Schultern Kreise in die Luft. Male langsam und ruhig mindestens fünf Kreise von vorne nach hinten.

3. Nun zeichnest du die gedachten Kreise in der entgegengesetzten Richtung, also von hinten nach vorn. Male wieder mindestens fünf Kreise. Denk daran, ruhig und gleichmäßig zu atmen.

4. Ruh dich aus.

Wofür es gut ist

Durch diese Übung löst du Verspannungen in deinen Schultern und im oberen Rücken. Mach diese Übung nach der *Acht*, weil sich die beiden gut ergänzen.

Hinweis

Diese Übung kannst du gut in kleinen Pausen in der Schule oder während der Hausaufgaben machen. Wenn du nicht magst, daß dir jemand dabei zusieht, zieh dich für einen Moment zurück.

Die Schultern kannst du im Sitzen oder im Stehen rollen. Probiere es einmal unter der warmen Dusche aus – das fühlt sich wunderbar an!

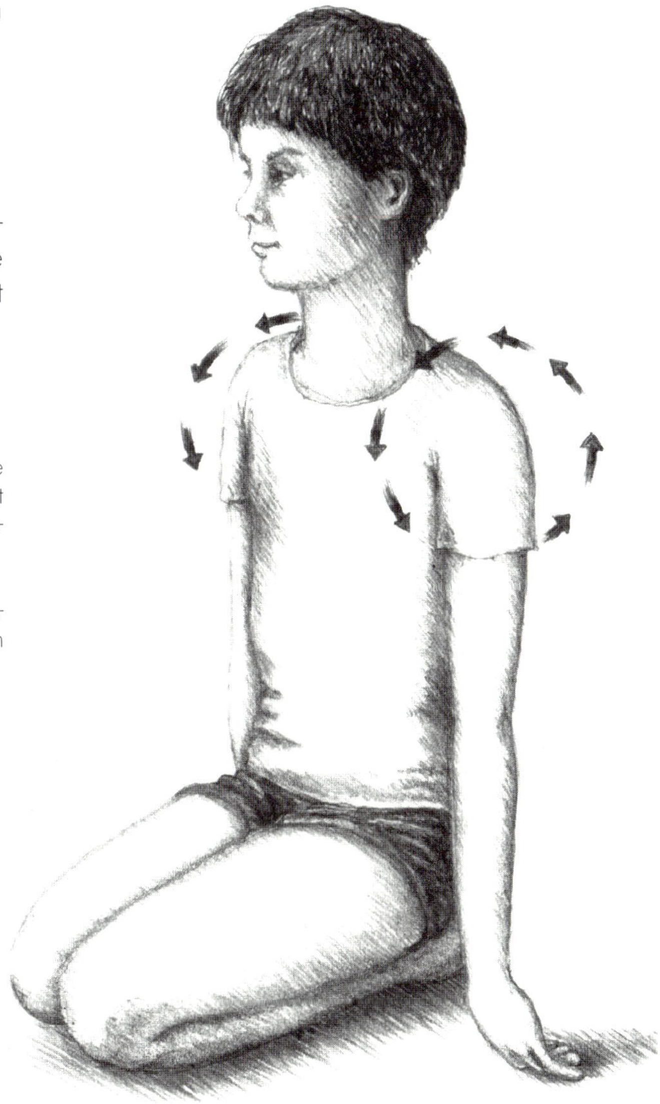

Das Kreisen der Schultern

Der Schmetterling

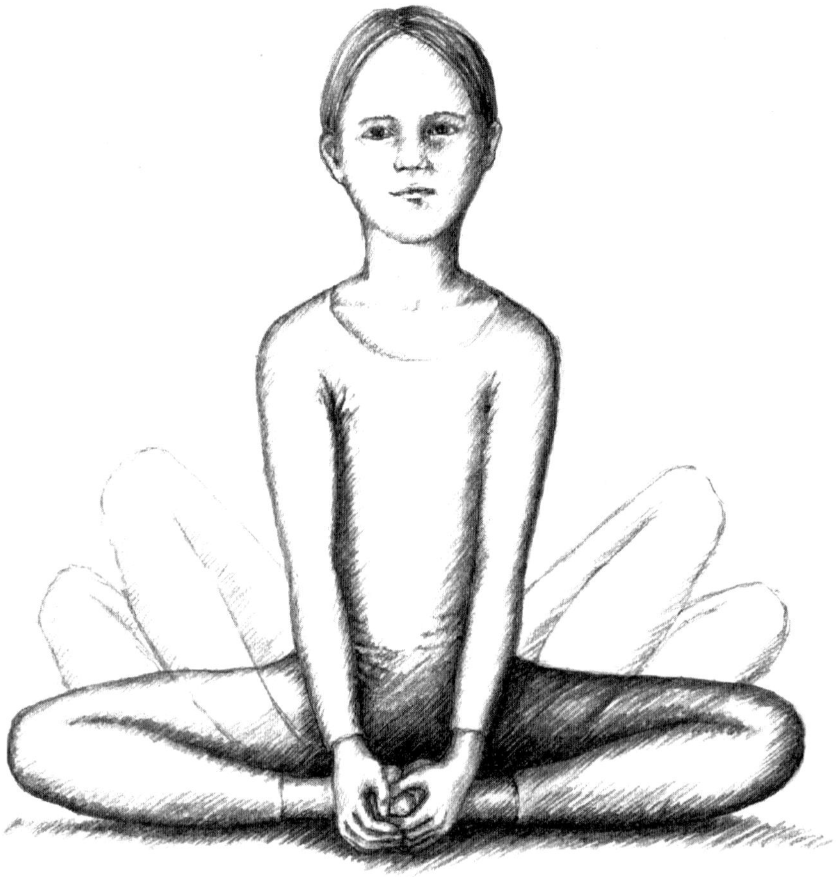

Der Schmetterling

So wird es gemacht

1. Sitz gerade. Atme langsam und gleichmäßig.
2. Beuge erst das eine, dann das andere Bein und lege die Fußsohlen zusammen. Zieh die Füße nahe an den Körper heran.
3. Umfasse die Füße mit deinen Händen.
4. Stell dir vor, deine Beine sind die Flügel eines Schmetterlings. Flattere mit ihnen auf und ab, immer wieder.
5. Strecke die Beine und ruhe dich aus.

Wofür es gut ist

Der *Schmetterling* hält deine Hüften, Knie und Fußgelenke beweglich. Er dehnt die Muskeln an der Innenseite deiner Oberschenkel und hält sie dadurch fest und gesund. Mit diesen Muskeln kannst du deine Oberschenkel zusammendrücken. Wenn sie zu kurz sind, werden die Hüftgelenke steif und alle Bewegungen, bei denen du die Beine spreizen mußt (z.B. Reiten) werden schwierig.

Der *Schmetterling* ist eine gute Übung, um dich auf den *Lotus-Sitz* (S. 58 und 59), den *Bogenschützen* (S. 30), den *Stern* (S. 66) oder die *Schildkröte* (S. 68) vorzubereiten.

FÜSSE KREISEN

So wird es gemacht

1. Setz dich gerade auf einen Stuhl, eine Bank oder einen Hocker. Wichtig ist, daß du deine Füße frei bewegen kannst. Atme langsam und gleichmäßig.

2. Male mit deinen Füßen ganz langsam im Uhrzeigersinn Kreise in die Luft.

3. Danach malst du die Kreise in der entgegengesetzten Richtung, also gegen den Uhrzeigersinn. (Du kannst auch die Füße unterschiedlich drehen, so daß zuerst beide nach innen und dann beide nach außen kreisen.)

4. Ruh dich aus.

Wofür es gut ist

Mit dieser Übung verhinderst du, daß deine Fesseln steif werden. Du hältst damit deine Füße und Fußgelenke stark und gesund. Wenn du kalte Füße hast, werden sie durch diese Übung schnell wieder warm.

Hinweis

Das Drehen der Fesseln ist eine gute Vorbereitung für alle Übungen, die im Stehen ausgeführt werden, z.B. den *Adler* (S. 48 und 49) oder den *Frosch* (S. 65). Auch als Aufwärm-Übung für einen ganz anderen Sport im Freien, etwa Radfahren, Jogging oder Skilaufen, eignet sich die Übung sehr gut.

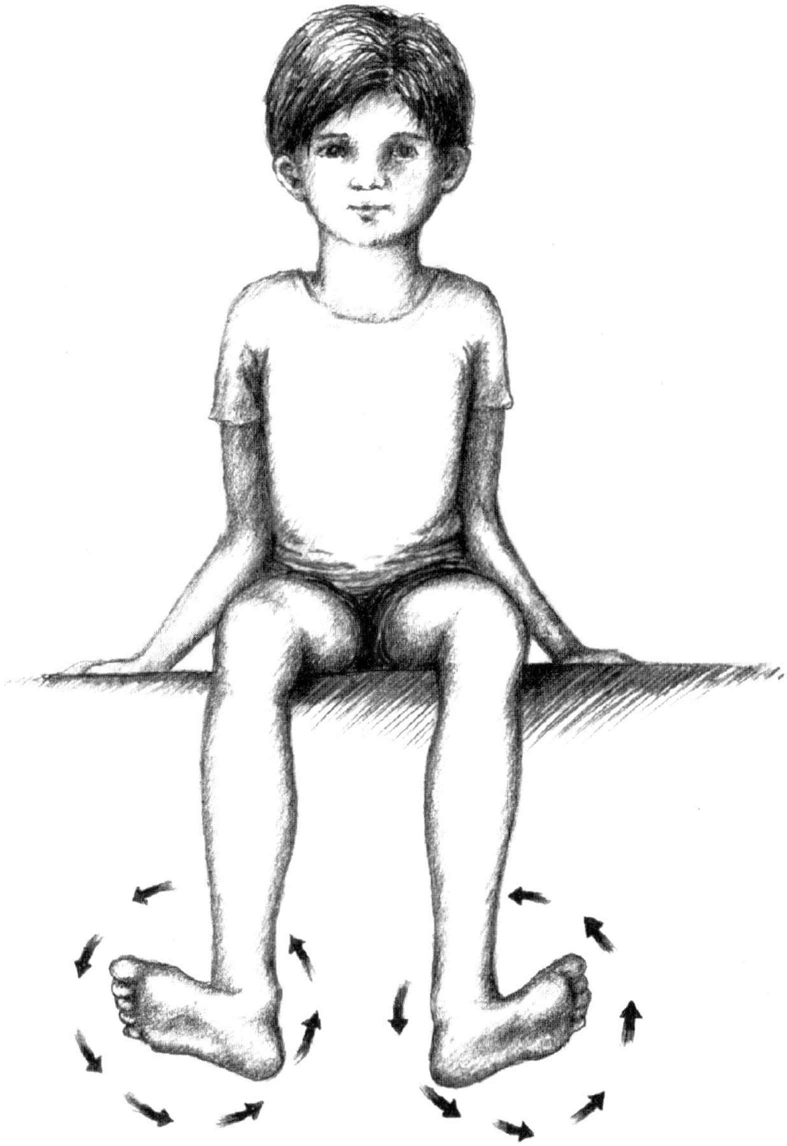

Füße kreisen

Die Uhr

So wird es gemacht

1. Sitz gerade. Halte Kopf, Schultern und Hände ruhig. Atme langsam und gleichmäßig.

2. Stell dir eine große Uhr vor, die dicht vor dir hängt. Schau eine Sekunde lang auf die Zwölf (Abbildung unten).

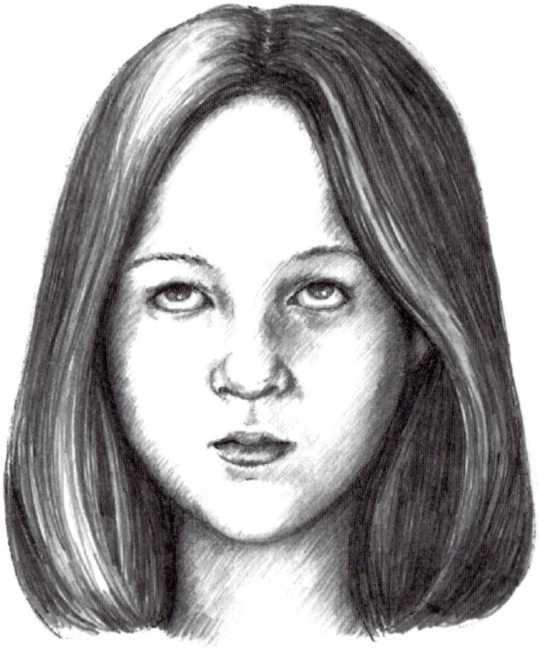

Die Uhr (1)

Eine Sekunde ist etwa die Zeit, die du brauchst, um in Gedanken langsam «einundzwanzig» zu sagen.

Sieh danach eine Sekunde lang auf die Eins, dann auf die Zwei und die Drei (Abbildung oben rechts).

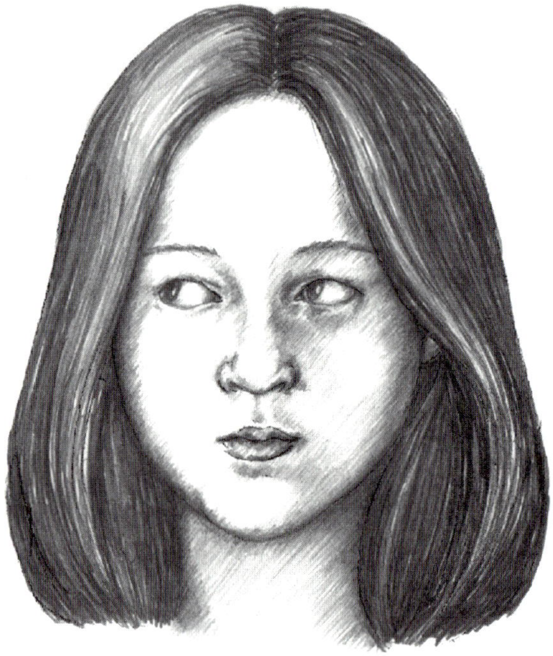

Die Uhr (2)

Sieh jede Zahl eine Sekunde lang an, bis du die Sechs erreichst (Abbildung unten rechts).

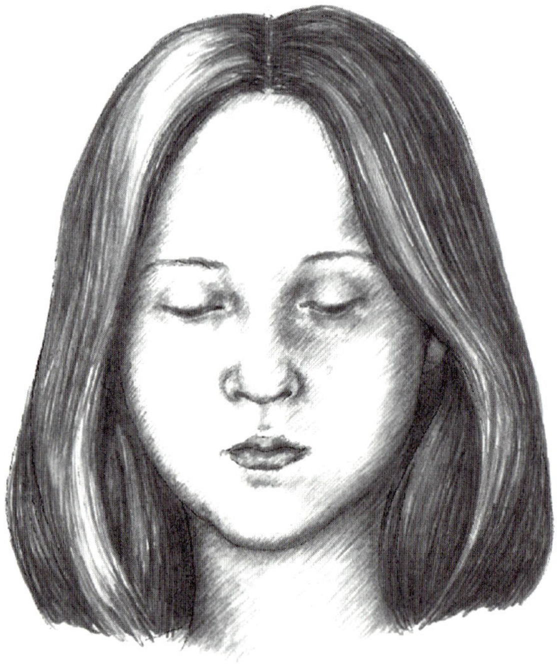

Die Uhr (3)

Geh weiter zur Sieben, Acht und Neun (Abbildung links oben),

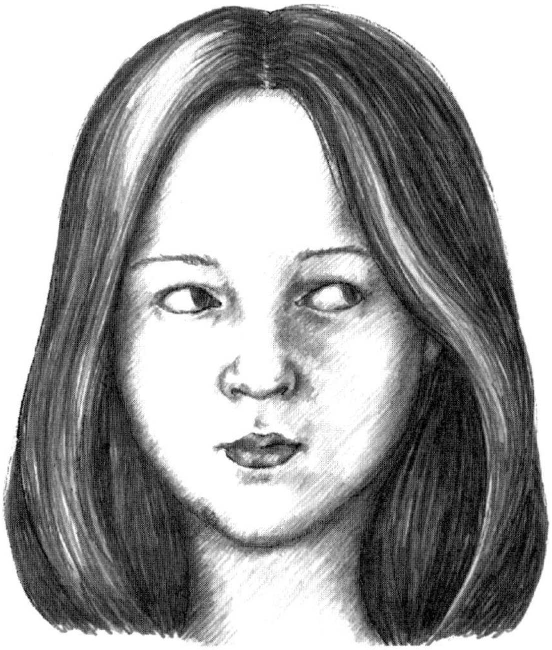

Die Uhr (4)

dann zur Zehn, Elf und Zwölf (Abbildung links unten). Denk daran, immer langsam und ruhig zu atmen.

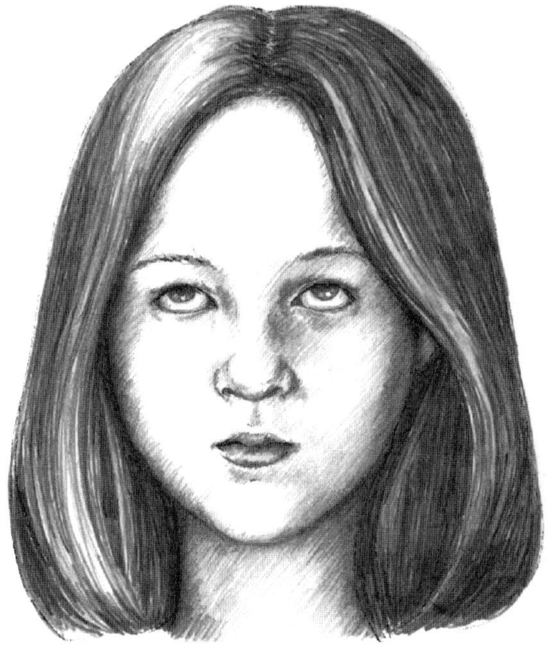

3. Schau einen Moment lang geradeaus.

4. Wiederhole Schritt 2, wandere aber diesmal in der anderen Richtung (gegen den Uhrzeigersinn) um das Zifferblatt der Uhr.

5. Schau geradeaus. Zwinkere einige Male vorsichtig. Schließe dann die Augen und ruhe sie aus. Atme dabei langsam und regelmäßig weiter.

Wofür es gut ist

Die *Uhr* stärkt die Muskeln der Augen und hält die Augen gesund. Wenn sich deine Augen müde und angestrengt anfühlen, vielleicht weil du bei schwachem Licht ein Buch mit kleiner Schrift gelesen hast, kann diese Übung helfen. Auch wenn du viel Zeit vor dem Bildschirm eines Computers verbringst, strengst du deine Augen sehr an.

Beim Zwinkern verteilst du die natürliche Augenflüssigkeit auf den Augen. Die Augen strahlen, und du kannst klarer sehen.

Hinweis

Wenn du lange liest, fernsiehst oder vor dem Computer sitzt, mach zwischendurch öfter Pausen und übe die *Uhr*.

Versuche, diese Übung so oft wie möglich im Freien zu machen, damit auch die frische Luft deinem Körper guttun kann.

Das *Kaninchen* (S. 62) ist eine Übung, die du sehr gut nach der Uhr machen kannst.

Die Uhr (5)

Die Katze

So wird es gemacht

1. Stell dich auf Hände und Füße und stell dir vor, du bist eine Katze. Atme langsam und gleichmäßig.

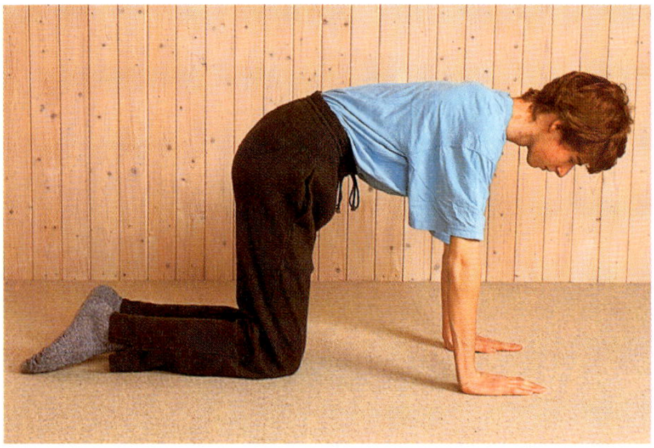

Die Katze: Ausgangsposition (1)

2. Atme aus und mach einen Katzenbuckel: Runde die Schultern, drücke den Po nach unten und wölbe den Rücken behutsam nach oben.

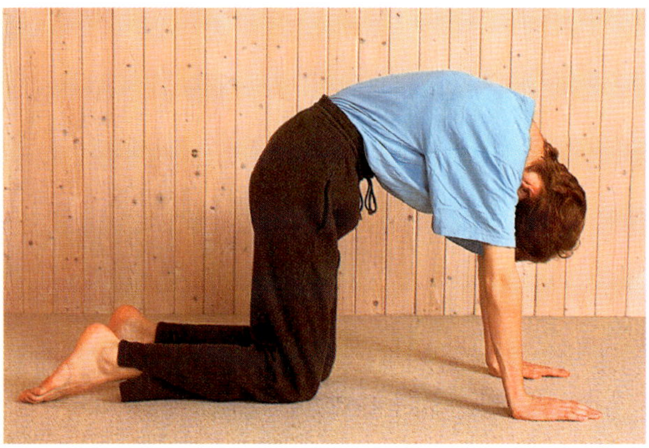

Die Katze: Katzenbuckel (2)

3. Atme ein und strecke den vorderen Teil deines Körpers ganz langsam nach vorn. Hebe den Kopf und fühle, wie sich die Vorderseite deines Halses dehnt. Strecke ein Bein so weit nach hinten aus, wie du kannst.

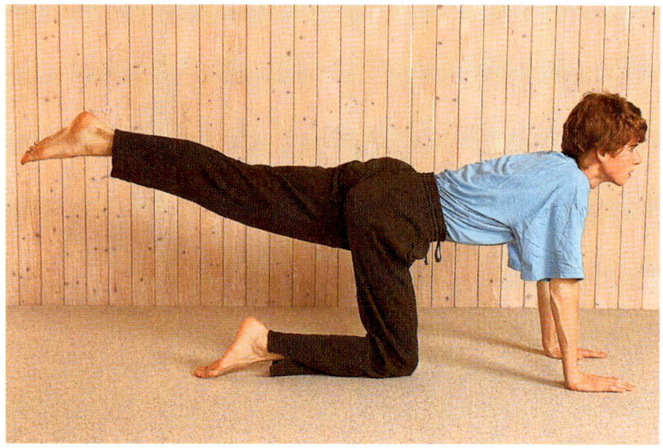

Die Katze: gestrecktes Bein (3)

4. Atme aus und senke den Kopf. Beuge das Knie deines gestreckten Beines und bewege es auf deine Stirn zu. Dabei spürst du, wie sich deine Rückenmuskeln dehnen.

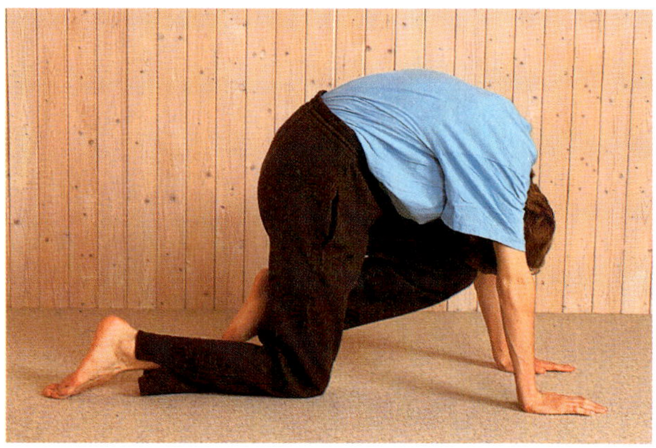

Die Katze: Knie zur Stirn (4)

5. Atme ein und kehre in die Anfangsstellung zurück.

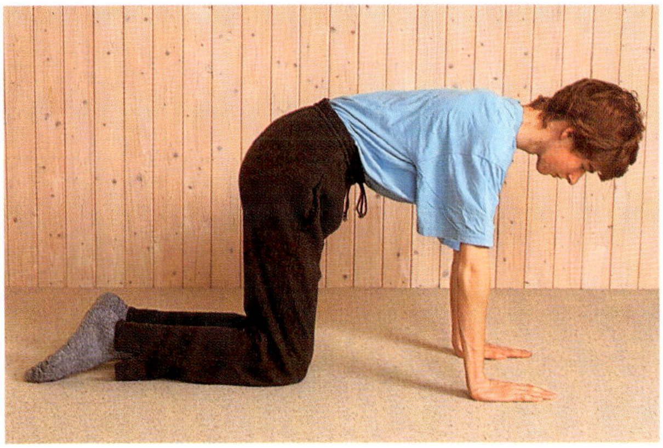

Die Katze: Endposition (5)

6. Wiederhole die Schritte 2 bis 5, strecke aber diesmal das andere Bein nach hinten aus (S. 18, Abbildung links oben). Eine «Übungsrunde» besteht aus diesen beiden Teilen.

7. Wiederhole die ganze Übung mindestens noch einmal.

Wofür es gut ist

Die *Katze* ist eine Übung, die deinen Rücken stark und beweglich macht. Sie kann sogar Rückenschmerzen verhindern. Außerdem verbessert sie die Durchblutung in deinem ganzen Körper.

Hinweis

Wenn du die *Katze* morgens gleich nach dem Aufstehen übst, hilft sie dir beim Aufwachen. Turnst du die Übung am Abend, entspannt sich dein Körper und du kannst gut schlafen.

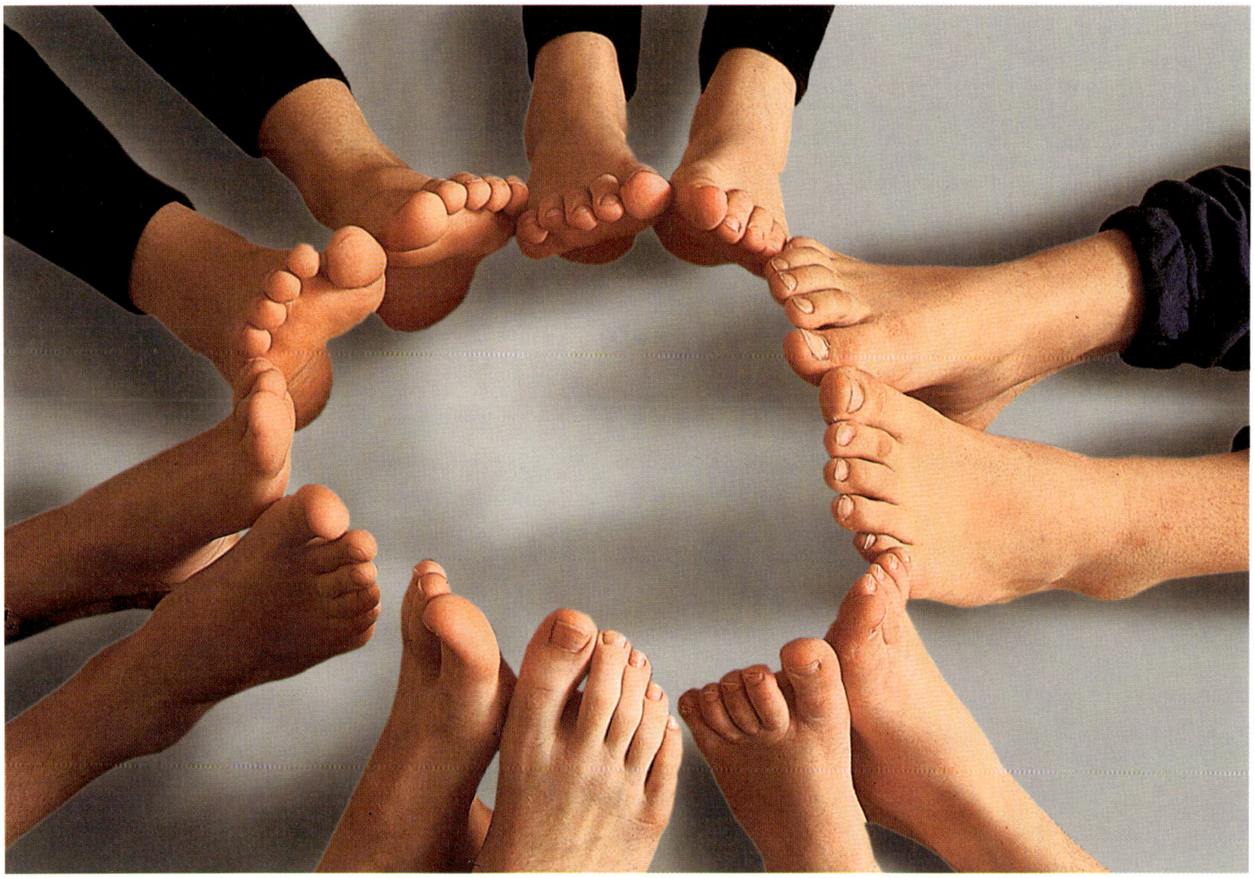

Das Schaukelpferd

So wird es gemacht

1. Setz dich auf den Teppich, auf eine Matte oder ins Gras. (Von jetzt an werde ich diesen Platz «Matte» nennen). Beuge die Beine und stell deine Fußsohlen flach auf die Matte. Zieh die Beine nahe an den Körper heran.

2. Schiebe die Arme unter den Knien durch und umfasse deine Oberschenkel. Senke den Kopf und drücke das Kinn auf die Brust. Mach deinen Rücken so rund, wie du kannst. Atme dabei langsam und gleichmäßig.

3. Atme ein und laß dich nach hinten auf den Rücken rollen (Abbildung unten).

4. Atme aus und rolle wieder zurück, bis du sitzt. *Gib acht*, daß du nicht zu hart mit den Füßen auf der Matte aufschlägst: Dabei kannst du deine Wirbelsäule verletzen. Versuche, die Matte nur leicht mit den Zehen oder den Füßen zu berühren.

5. Wiederhole die Schritte 3 und 4 mehrmals. Dabei schaukelst du wie ein Schaukelpferd auf und ab, vor und zurück. Atme gleichmäßig weiter.

6. Ruh dich aus.

Wofür es gut ist

Das *Schaukelpferd* ist eine gute Massage für deinen Rücken, außerdem wärmt es deinen ganzen Körper durch. Es hilft deinen Bauchmuskeln, fest und gesund zu bleiben, zugleich dehnt es die Muskeln auf der Rückseite deiner Oberschenkel. Auch deine Körperbeherrschung wird durch diese Übung trainiert.

Das Schaukelpferd

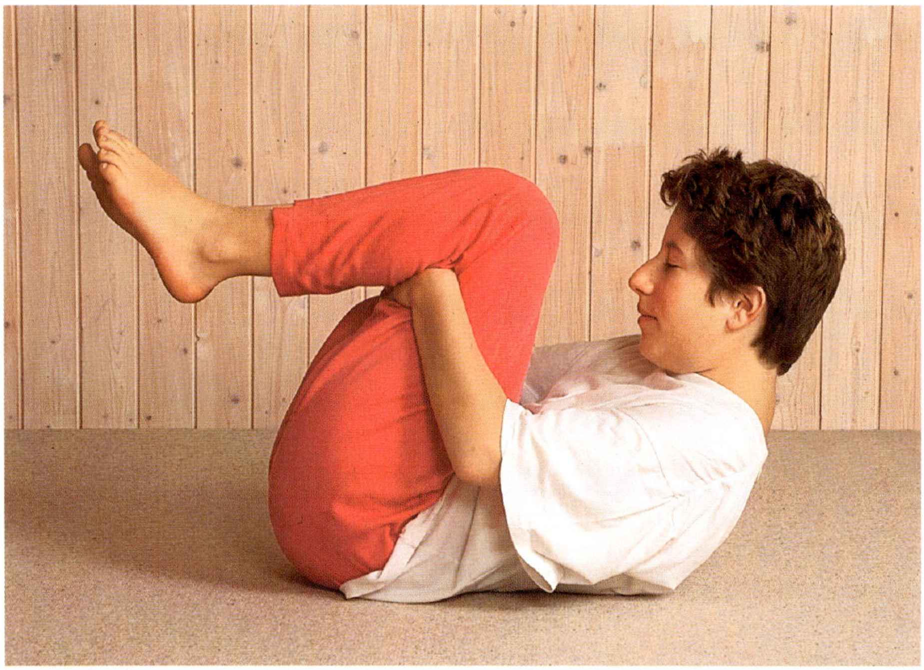

Hinweis

Das *Schaukelpferd* ist eine gute Übung, wenn du dich auf die *Kerze* (S. 35), das *Aufrollen* (S. 44), die *halbe Kerze* (S. 51) und den *Pflug* (S. 75) vorbereiten willst.

Diese Übung macht besonders mit kleinen Kindern viel Spaß, weil sie sich leicht ermutigen lassen, das Phantasiebild ihrer Bewegungen durch Laute wie etwa «Hoppla-Hüh» zu begleiten.

GRUSS AN DIE SONNE

So wird es gemacht

1. Steh gerade, so daß das Gewicht deines Körpers gleichmäßig auf deine Füße verteilt ist. Lege die Innenflächen deiner Hände vor der Brust zusammen. Atme ruhig und gleichmäßig.
2. Atme ein, hebe die Arme und beuge dich *vorsichtig* nach hinten, um die Vorderseite deines Körpers zu dehnen. Spann den Po dabei fest an. Stell dir vor, du willst die Sonne mit all ihrer Wärme, Helligkeit und Kraft begrüßen.

Gruß an die Sonne: Ausgangsposition (1)

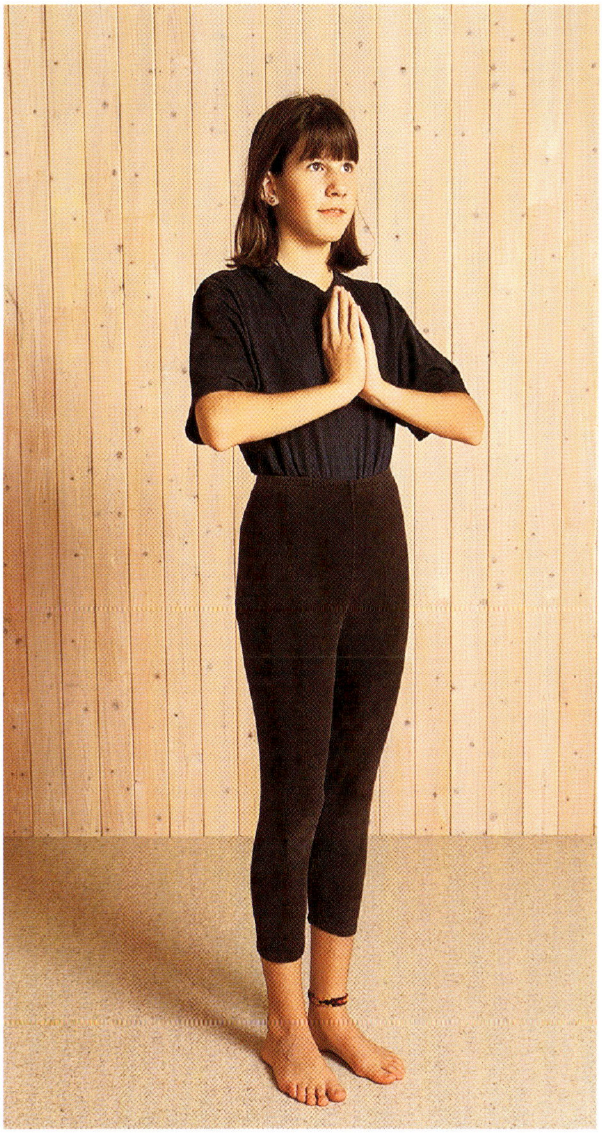

Gruß an die Sonne: nach hinten strecken (2)

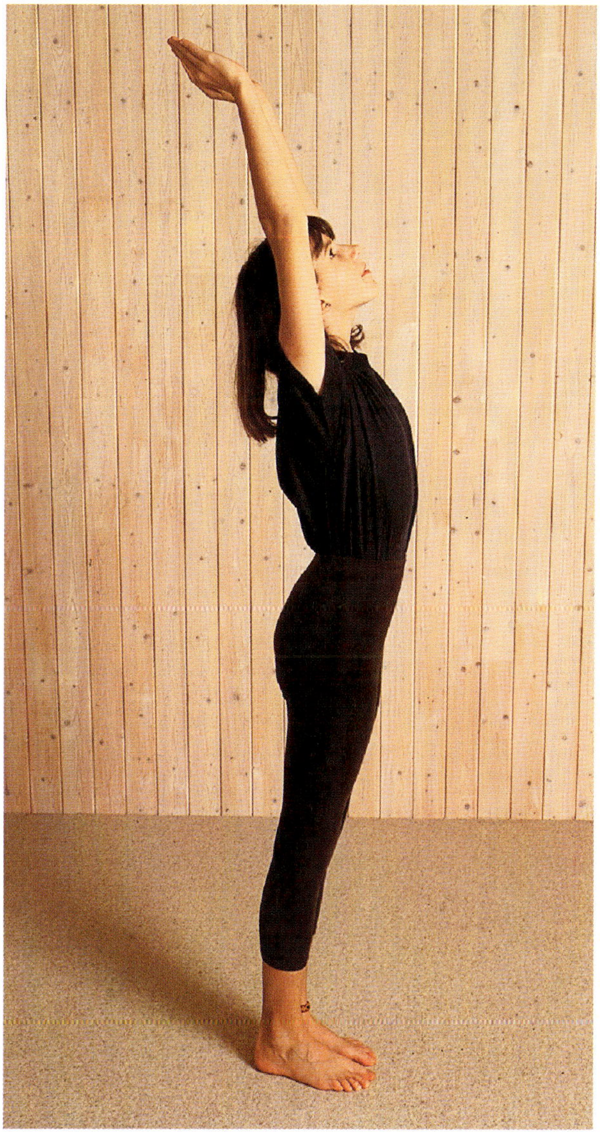

3. Atme aus und beuge dich nach vorn. Lege deine Hände neben deine Füße auf die Matte. Wenn du kannst, halte die Beine dabei gestreckt. Du spürst, wie sich dein Rücken dehnt. Alle kleinen «Knicke», die vom zusammengerollten Körper während des Schlafs noch in deinem Körper sind, ziehen sich jetzt glatt.

4. Atme ein und hebe den Kopf. Die Hände bleiben auf der Matte, dein *linkes* Bein macht einen großen Schritt rückwärts. Die Zehen sollen nach vorn zeigen. Du fühlst, wie schön sich die Muskeln deines Beines dehnen.

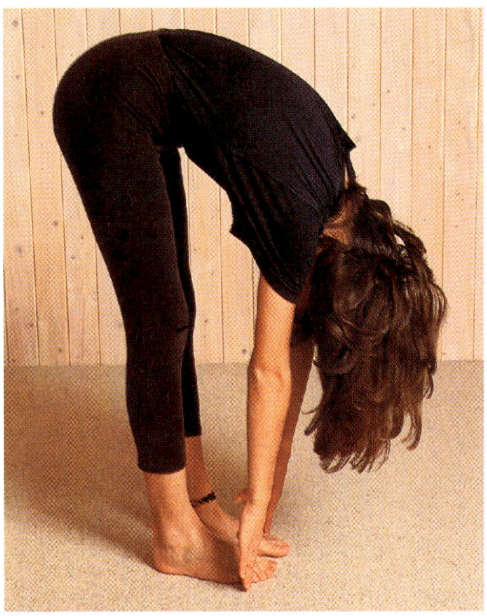

Gruß an die Sonne: nach vorn beugen (3)

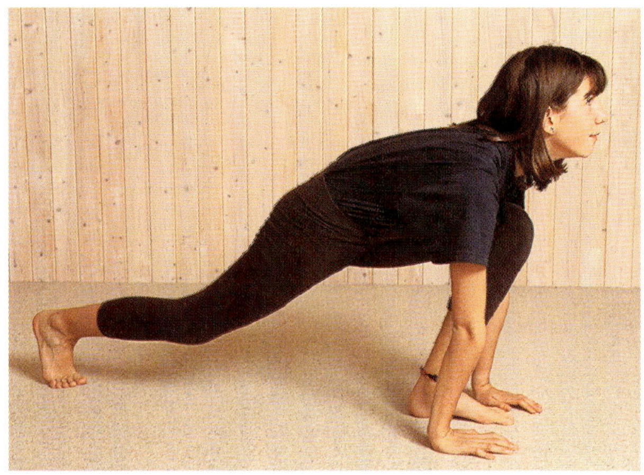

Gruß an die Sonne: Bein strecken (4)

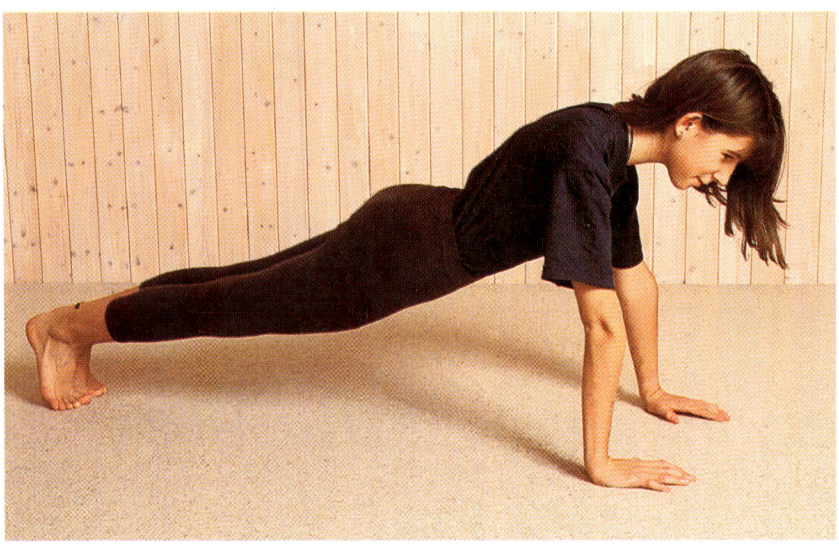

5. Halte nun den Atem an und setze auch das rechte Bein nach hinten. Dein Körper soll vom Kopf bis zu den Fersen ganz gerade sein, wie eine Rutsche auf dem Spielplatz. Spürst du, wie sich dein Körper mit Energie füllt?

Gruß an die Sonne: Rutsche (5)

6. Atme aus und senke die Knie auf die Matte. Lege auch das Kinn oder die Stirn (was dir angenehmer ist) und die Brust auf die Matte. Entspanne deine Füße, die Zehen zeigen nach hinten.

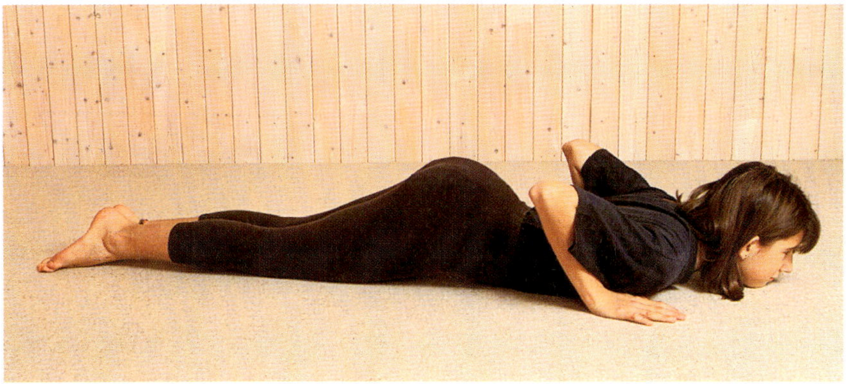

Gruß an die Sonne: Knie-Brust-Lage (6)

7. Amte nun ein und laß den ganzen Körper auf die Matte sinken. Beuge *langsam* und *vorsichtig* deinen Rücken nach hinten, wie eine Schlange, die sich aufrichtet. Beuge auch den Kopf nach hinten und drücke dabei die Hände fest auf die Matte. Das ist die Kobra, die du auf Seite 37 noch einmal genauer siehst.

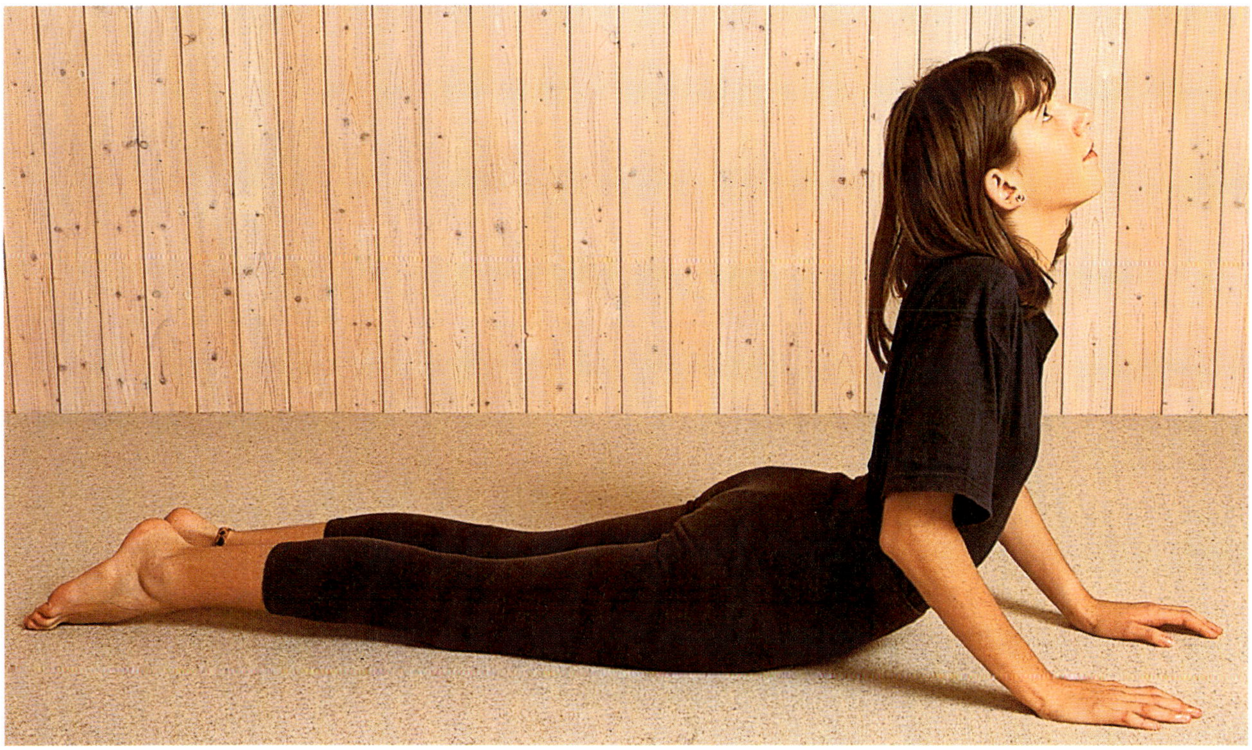

Gruß an die Sonne: Kobra (7)

8. Atme aus. Stelle dich auf die Zehenspitzen und drücke dich mit den Händen von der Matte ab, so daß dein Becken sich hebt. Versuche, die Arme möglichst gerade zu halten. Laß den Kopf nach unten hängen und versuche *vorsichtig*, die Fersen auf die Matte zu bringen. Das ist der *Hund*, den du auf Seite 46 noch einmal siehst. Fühlst du, wie sich deine Arme und Beine strecken und die Muskeln aufwachen?

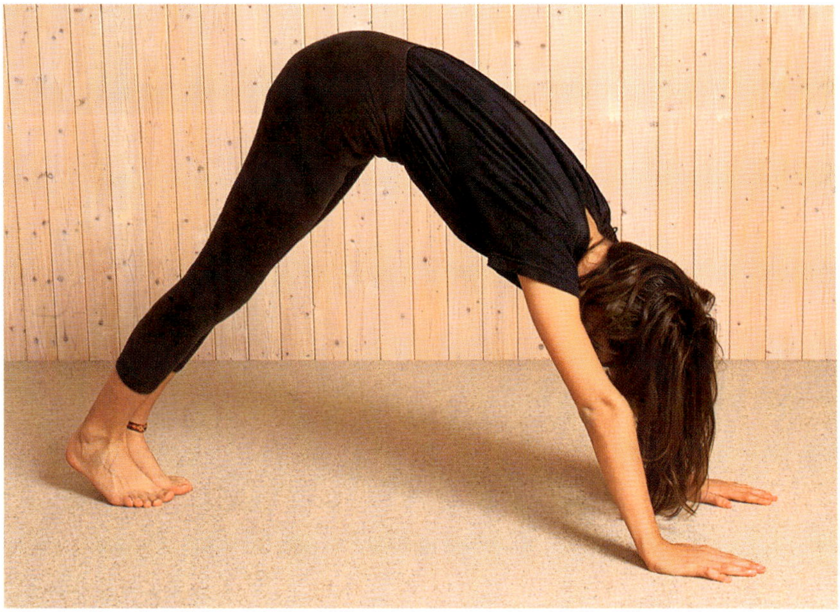

Gruß an die Sonne: Hund (8)

9. Atme ein, hebe den Kopf und stelle den *linken* Fuß nach vorn zwischen die Hände.

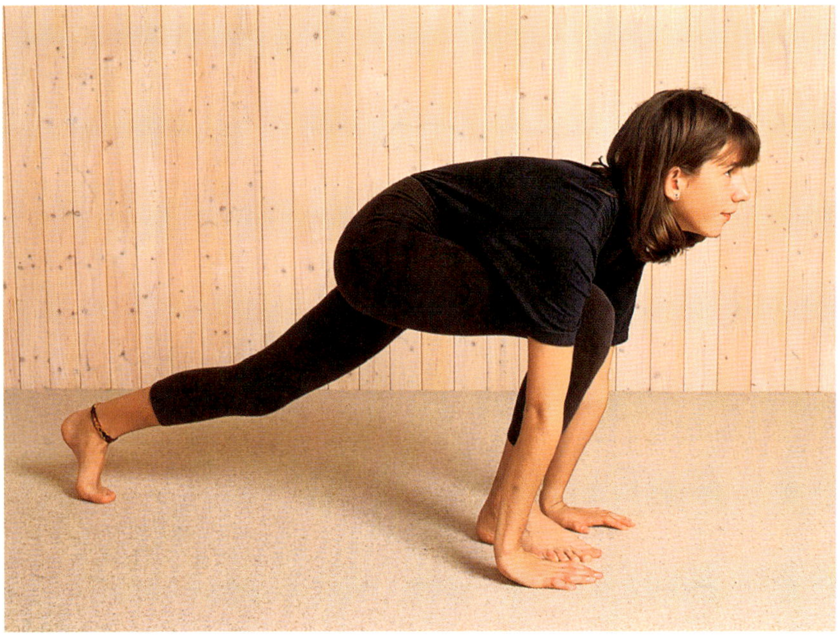

Gruß an die Sonne: Schritt nach vorn (9)

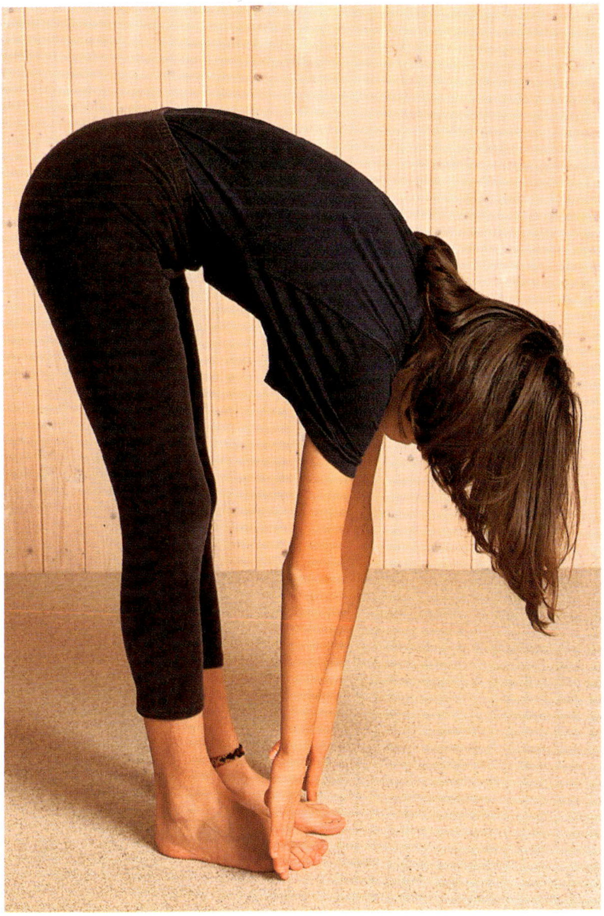

Gruß an die Sonne: nach vorn beugen (10)

Gruß an die Sonne: nach hinten strecken (11)

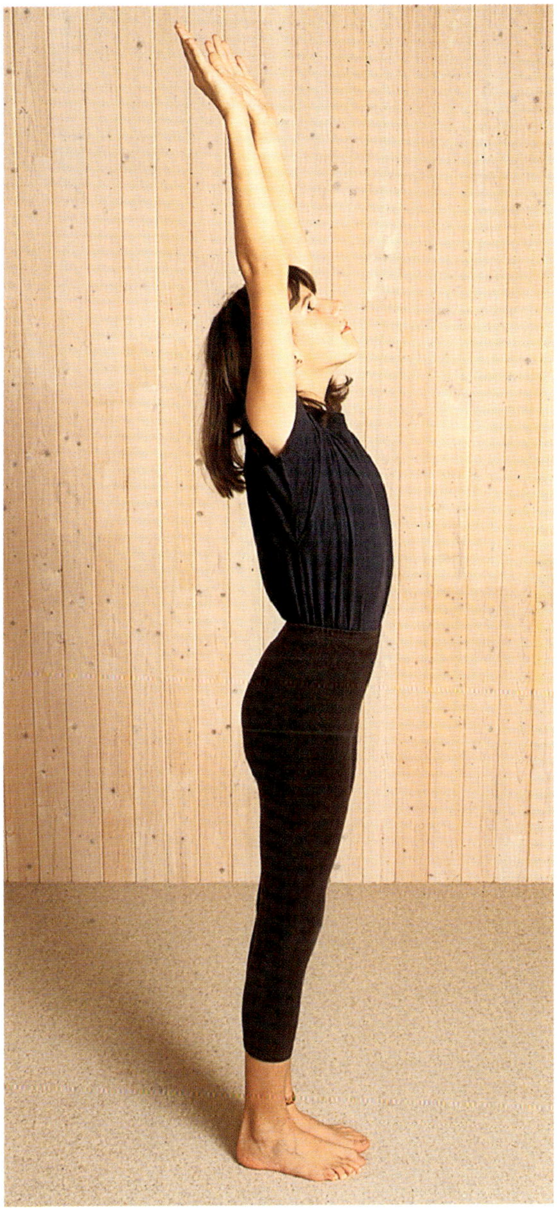

10. Jetzt atmest du aus, stellst auch den rechten Fuß zwischen die Hände und streckst die Beine. Dies ist die gleiche Haltung wie in Schritt 3 (S. 22).

11. Atme ein und richte dich langsam auf, bis du gerade stehst. Strecke dich weiter nach hinten wie in Schritt 2 der Übungsfolge (S. 21).

12. Beim Ausatmen bringst du die Arme in die Ausgangsstellung zurück (S. 21).

13. Lockere die Arme, lege dich hin und entspanne dich. Du kannst auch die ganze Übungsfolge ein- oder mehrmals wiederholen, ehe du dich ausruhst.

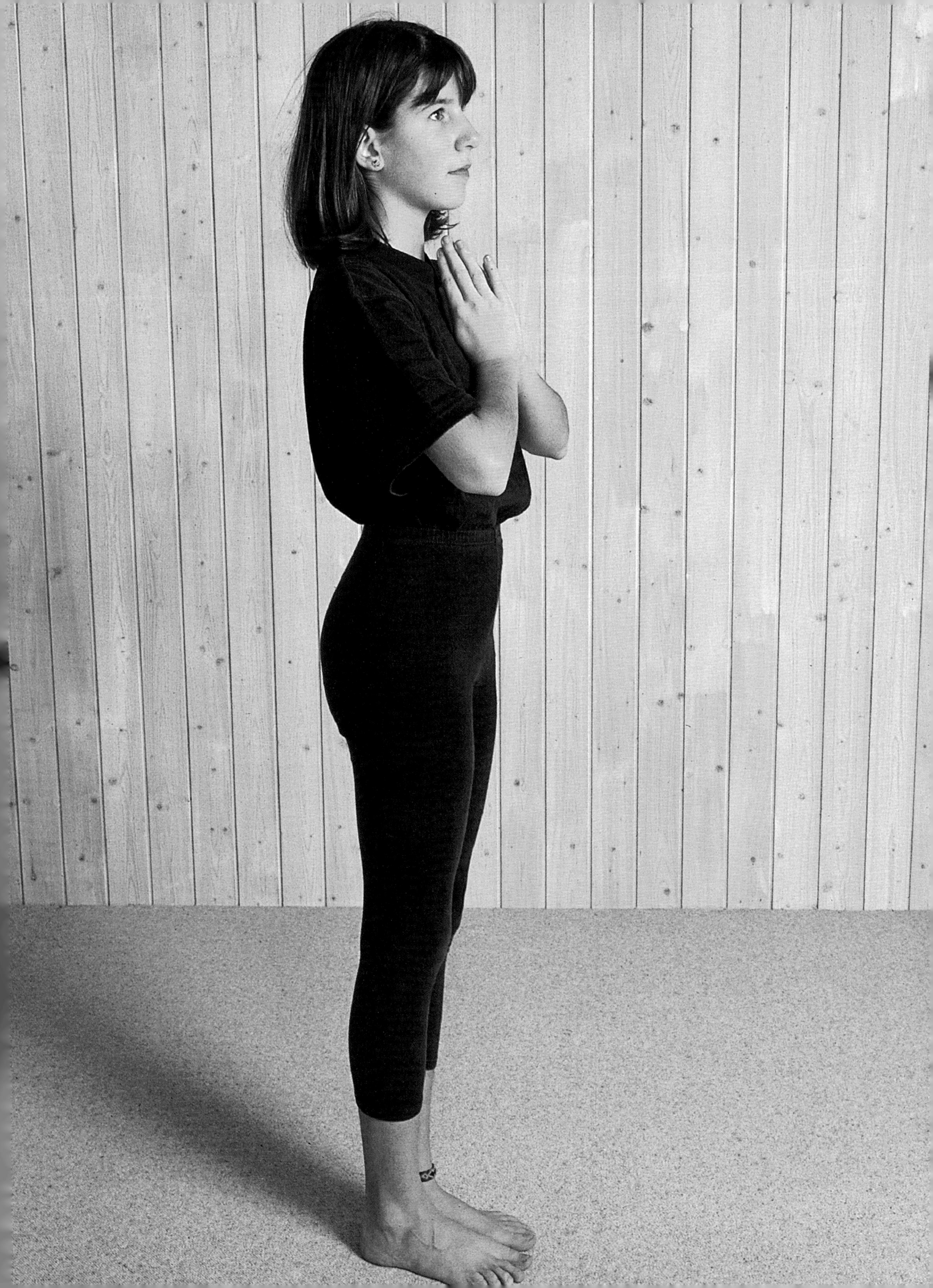

Wofür es gut ist

Der *Gruß an die Sonne* ist eine besonders gute Übung, um deinen Körper fit, beweglich und gesund zu halten. Außerdem trainierst du deine Konzentration, denn du mußt auf deine Bewegungen und gleichzeitig auf deine Atmung achten.

Wenn du am Morgen übst, helfen die Übungen beim Aufwachen: Sie machen dich munter und geben dir Schwung für den Tag. Übst du am Abend, fühlst du dich danach entspannt und kannst gut schlafen.

Wenn du einmal wenig Zeit hast, reicht der *Gruß an die Sonne* als kurzes Übungsprogramm schon aus. Füge noch das *Dreieck* (S. 71), den *Drehsitz* (S. 72 und 73), die *Kerze* (S. 35) oder die *halbe Kerze* (S. 51) hinzu, wenn du magst.

Du kannst den *Gruß an die Sonne* auch in einzelne Übungen zerlegen. Verharre einige Sekunden lang in jeder Haltung und atme ruhig ein und aus. Dann erst läßt du die nächste Stellung folgen. Wenn du alle Übungen geturnt hast, ruhe dich aus.

Die Bilder, die in den Übungsanleitungen beschrieben werden, sind nur Vorschläge. Du kannst gern deine eigenen Phantasiebilder entwerfen. Vielleicht hilft es dir, daran zu denken, was die Sonne uns schenkt (Wärme, Licht, Energie, gute Laune und so weiter).

Abkühlen

Die Übungen zum Abkühlen sind sehr wichtig. Sie geben deinem Körper die Möglichkeit, sich von den Yoga-Übungen langsam auf die alltäglichen Bewegungen umzustellen. Außer dem *Schaukelpferd* (S. 20) kannst du alle Übungen dieses Kapitels auch als Abkühl-Übungen verwenden. Übe ganz langsam, lege dich danach hin und ruhe dich aus.

Die *Stoffpuppe* (siehe unten – Beschreibung S. 63) ist ebenfalls eine sehr gute Übung zum Abkühlen. Du beendest dein Übungsprogramm am besten mit der *Totenlage* (S. 39).

Denk daran, dir warme Socken und eine leichte Jacke überzuziehen, wenn du dich nach dem Abkühlen ausruhst. So vermeidest du, daß du zu frieren beginnst.

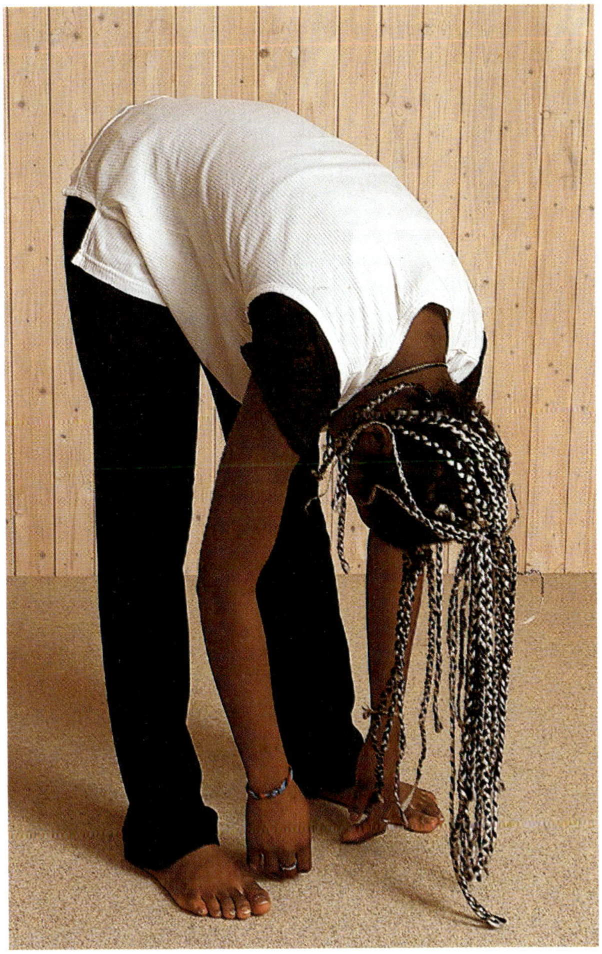

Die Stoffpuppe

4. KÖRPER-ÜBUNGEN

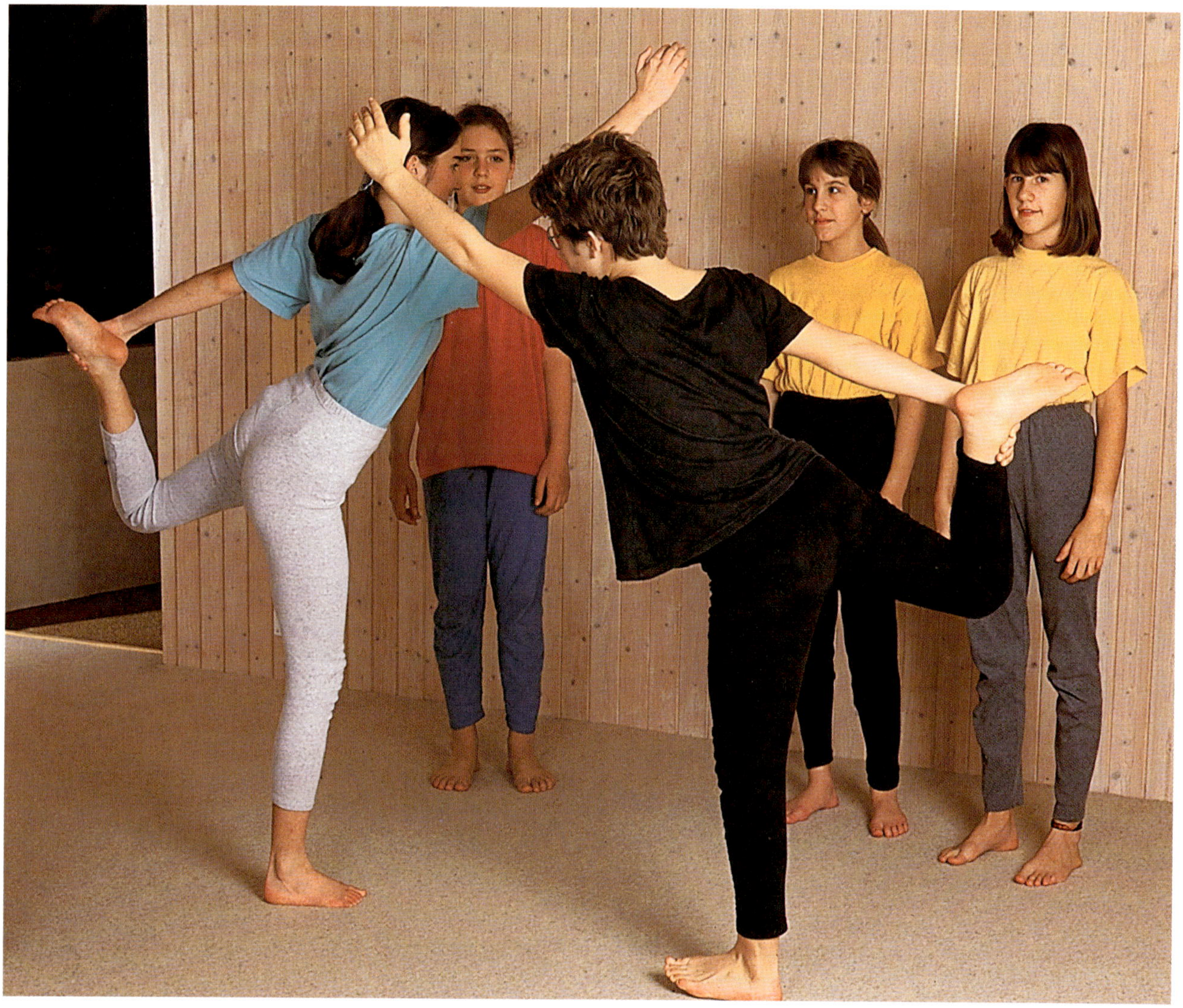

Die Yoga-Übungen werden auch Stellungen, Haltungen oder *Asanas* genannt. Sie sind ungefährlich und machen viel Spaß. Alle Übungen werden langsam und behutsam geturnt, dabei atmest du gleichmäßig. Am Anfang «hältst» du jede Stellung einige Sekunden lang. Wenn du geübter bist, kannst du sie auch länger halten. Kleine Kinder, die mit Eltern oder Lehrern üben, sollten die Positionen nur einen oder zwei Atemzüge lang halten.

Konzentriere dich beim Üben immer ganz auf deine Bewegungen. Nur so kannst du ihren Nutzen voll ausschöpfen. Yoga-Übungen sind mehr als sportliches Körpertraining, sie trainieren auch den Geist. Du lernst, dich besser zu konzentrieren und auch in Momenten ruhig zu bleiben, in denen du unter Druck stehst.

Die Aufmerksamkeit kleinerer Kinder läßt schnell nach, darum muß ihr Interesse beim Lernen immer neu gefesselt werden. Die Namen der Übungen in diesem Kapitel sind sehr kindgemäß, auch kleine Kinder können die Begriffe leicht mit Inhalt füllen. Erwachsene können die Kinder beim Lernen unterstützen, indem sie die Übungen mit ihnen turnen oder auch in kleine Spiele «verpacken». Mit Phantasie macht es noch mehr Spaß!

Das Boot

So wird es gemacht

1. Setze dich auf die Matte. Die Beine sind gebeugt, die Füße stehen flach auf dem Boden. Atme langsam und gleichmäßig.

2. Laß dich nach hinten kippen, bis die Füße sich vom Boden abheben. Nun balancierst du auf dem Po.

3. Strecke die Arme gerade nach vorn aus, etwa parallel zur Matte.

4. Jetzt strecke deine Beine *langsam und vorsichtig*. Konzentriere dich genau auf deine Bewegungen, damit du nicht das Gleichgewicht verlierst.

5. Stell dir vor, deine Beine und dein Oberkörper sind die Seiten eines großen «V». Bleib in dieser Haltung so lange, wie sie dir angenehm ist. Atme dabei ruhig weiter.

6. Kehre dann langsam in die Ausgangsposition zurück.

7. Lege dich hin und entspanne dich.

Wofür es gut ist

Das *Boot* ist eine gute Übung, um die Bauchmuskeln zu festigen. Wenn diese Muskeln gut trainiert sind, stützen sie deine Wirbelsäule und helfen dabei, Rückenschmerzen zu verhindern.

Das *Boot* ist auch eine Gleichgewichtsübung. Das Balancieren übt die Konzentration und die Körperbeherrschung und hilft dir, ruhig zu bleiben.

Hinweis

Diese Übung wird auch *V-Sitz oder Winkel-Sitz* genannt, weil Körper und Beine wie beim Buchstaben V einen Winkel bilden.

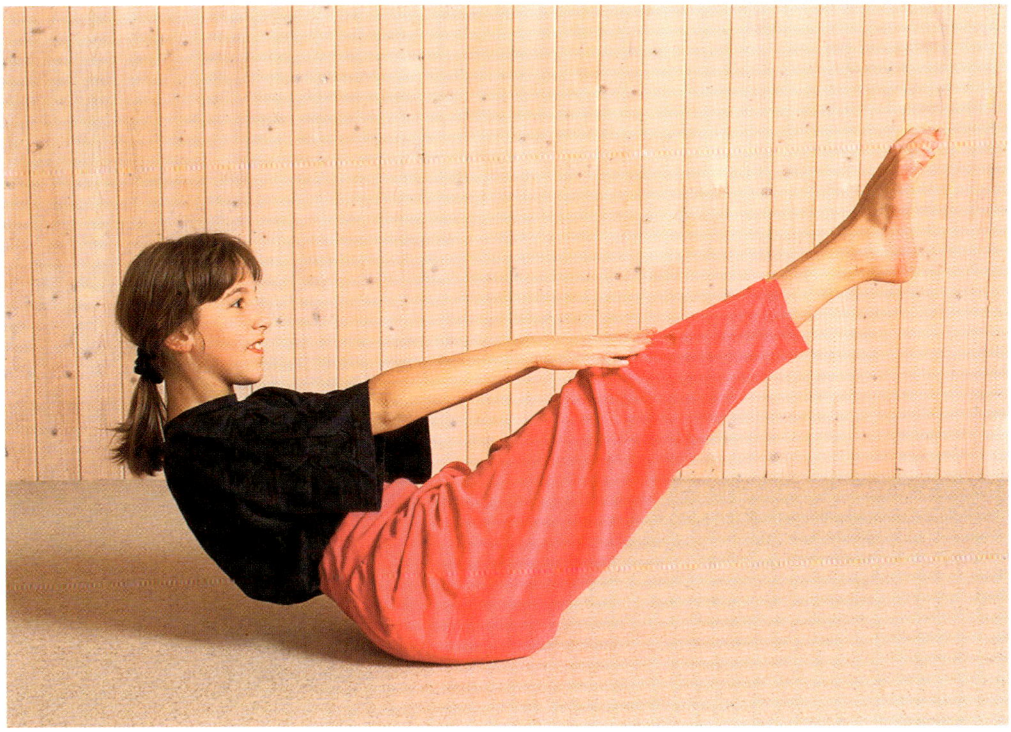

Das Boot

Der Bogenschütze

So wird es gemacht

1. Sitz gerade und strecke die Beine nach vorn aus.

2. Beuge dich vor und umfasse beide großen Zehen mit den Händen. Atme dabei langsam und gleichmäßig.

3. Das *linke* Bein bleibt auf der Matte. Das *rechte* Bein hebst du an und bewegst es *langsam und vorsichtig* auf dein rechtes Ohr zu. Dabei hältst du den großen Zeh weiterhin fest.

4. Stell dir vor, du bist ein Bogenschütze. Dein linkes Bein ist der Bogen, den du ganz fest hältst. Mit der rechten Hand spannst du die Sehne mit dem Pfeil darauf. Richte die Augen auf ein Ziel, das geradeaus vor dir liegt. Halte diese Position, so lange sie sich angenehm anfühlt. Atme gleichmäßig weiter.

5. Geh langsam in die Ausgangsposition zurück und ruh dich einige Sekunden lang aus.

6. Wiederhole die Übung, wechsle aber diesmal die Seiten: Halte den «Bogen» in der rechten Hand (und laß das rechte Bein auf dem Boden), spanne die «Sehne» mit der linken (und ziehe das linke Bein zum linken Ohr).

7. Halte auch diese Stellung einige Sekunden lang.

8. Geh langsam in die Ausgangsposition zurück und ruhe dich aus.

Wofür es gut ist

Der *Bogenschütze* hält alle Gelenke deiner Arme und Beine beweglich. Er trainiert auch die Muskeln in deinen Armen und Beinen. Außerdem übst du dein Gleichgewichtsgefühl, deine Konzentration und deine Körperbeherrschung.

Hinweis

Bei Gleichgewichtsübungen wie dem *Bogenschützen* fällt es viel leichter, die Balance zu halten, wenn du dich ganz fest darauf konzentrierst, ruhig und gleichmäßig zu atmen.

Eine Herausforderung für Fortgeschrittene ist diese Variante: Ziehe den rechten Fuß mit der linken Hand zurück. Das linke Bein bleibt auf dem Boden, du umfaßt den linken großen Zeh mit der rechten Hand. Wiederhole die Übung und wechsle die Seiten.

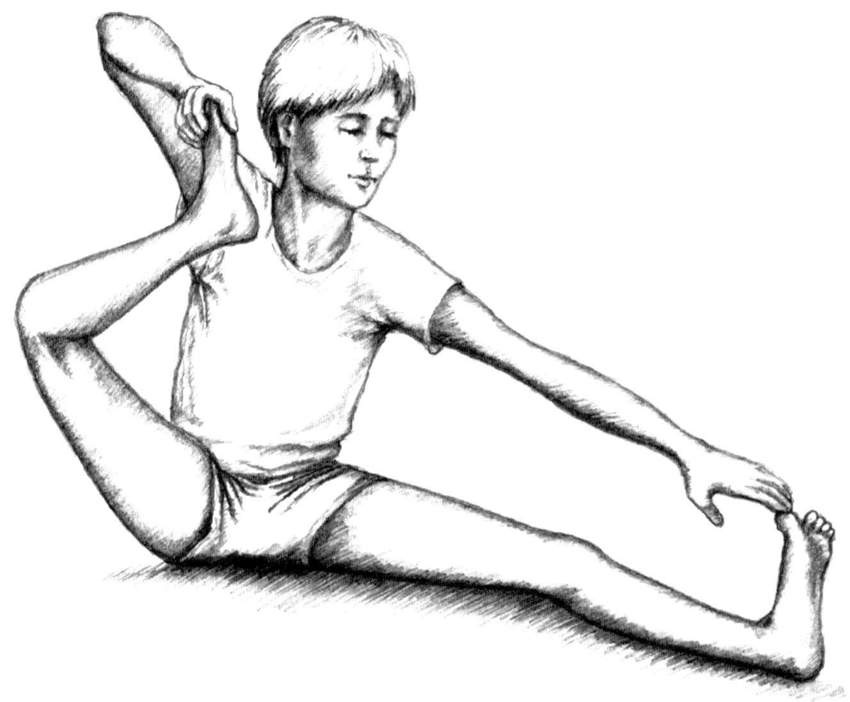

Der Bogenschütze

DER BOGEN

So wird es gemacht

1. Lege dich auf den Bauch. Die Beine sind leicht gespreizt, die Hände liegen neben dem Körper. Atme langsam und gleichmäßig.

2. Winkle die Beine ab und bewege die Fersen auf den Po zu.

3. Beuge den Kopf *vorsichtig* nach hinten. Strecke die Arme und umfasse deine Fußgelenke.

4. Atme aus und drücke die Füße von den Armen weg. Dabei heben sich deine Beine von der Matte, dein Körper bildet einen Bogen.

5. Halte diese Position so lange, wie sie dir angenehm ist. Atme dabei ruhig weiter. Wenn du magst, schließe die Augen und stell dir vor, ein Flitzebogen zu sein.

6. Lege Beine und Oberkörper langsam wieder auf die Matte und ruhe dich aus.

Wofür es gut ist

Der *Bogen* stärkt deine Rückenmuskeln und hält die Wirbelsäule beweglich. Er dehnt deine Brust und hilft dir so, besser und tiefer zu atmen. Eine gute Atmung ist sehr wichtig für die Gesundheit.

Hinweis

Wenn du den *Bogen* geturnt hast und auf dem Bauch liegend ausruhst, schiebe dich langsam auf Hände und Knie, bis du die Haltung *gerolltes Blatt* erreicht hast. Damit entspannst du deine Rückenmuskeln.

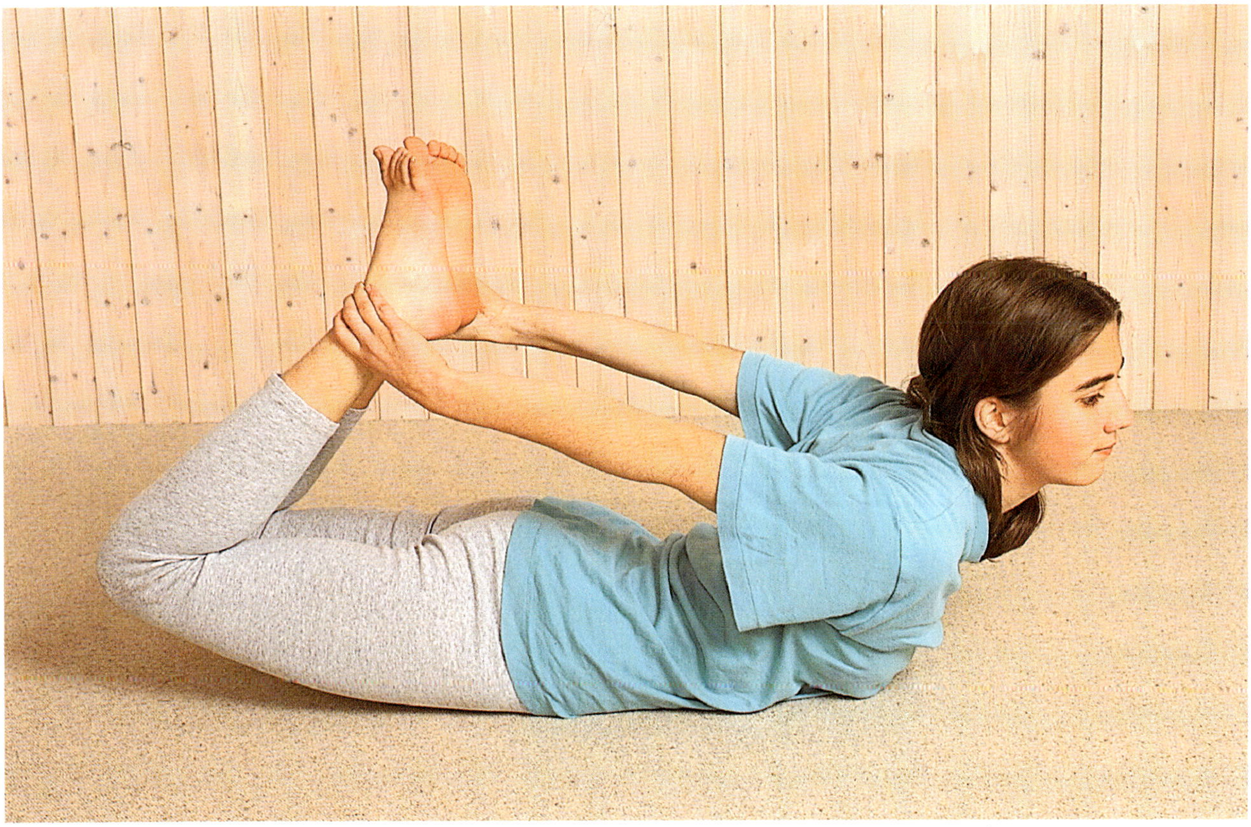

Der Bogen

Die Brücke

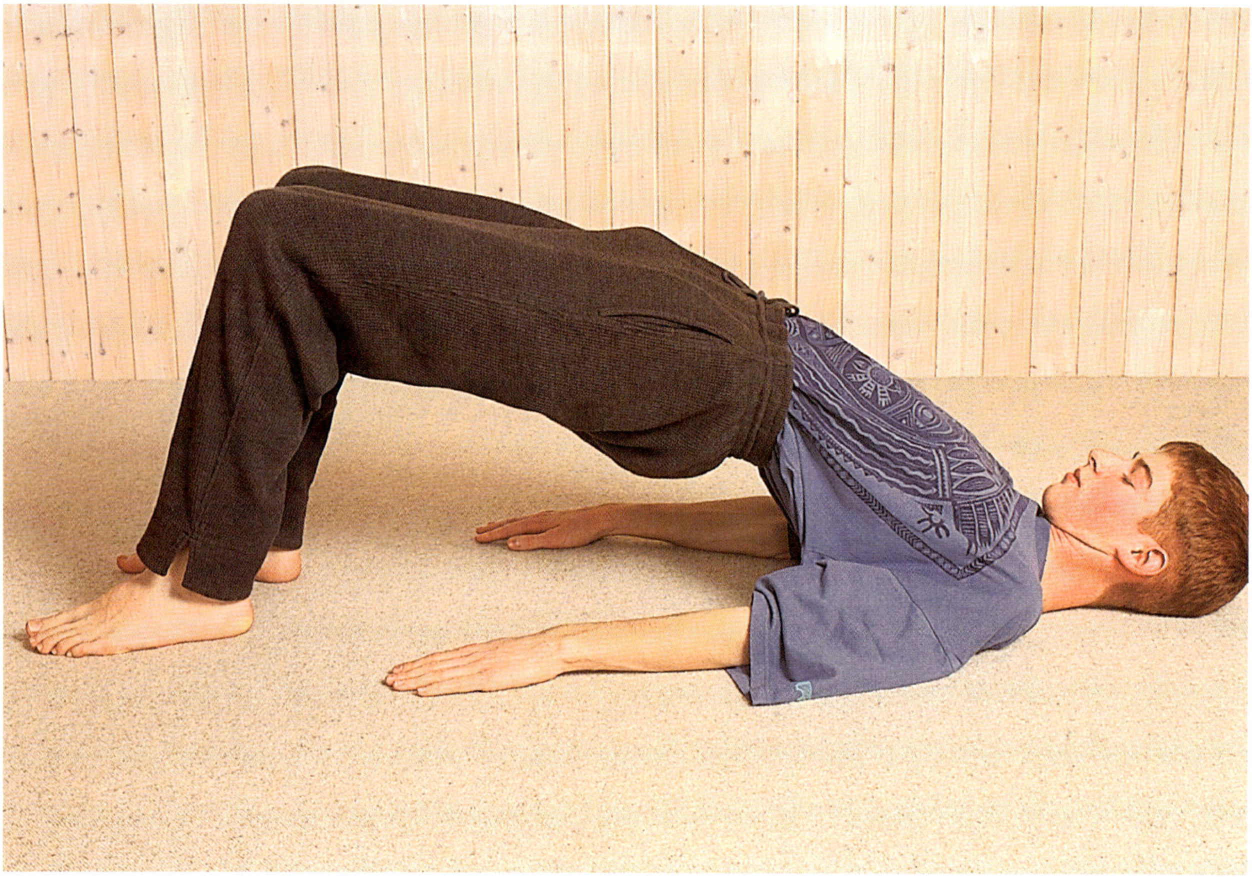

Die Brücke

So wird es gemacht

1. Lege dich auf den Rücken. Winkle die Beine ab, stelle die Füße flach auf die Matte. Ziehe die Füße so weit zu deinem Po heran, wie es dir bequem ist. Die Arme liegen neben dem Körper, die Handflächen zeigen nach unten. Atme langsam und gleichmäßig.

2. Atme ein und hebe zuerst die Hüften, dann deinen Rücken in einer langsamen Bewegung von der Matte hoch. Die Arme drückst du fest auf den Boden. Jetzt bist du eine starke, stabile Brücke.

3. Halte diese Position so lange, wie sie dir angenehm ist. Atme dabei ganz ruhig weiter.

4. Senke deinen Rücken jetzt wieder auf die Matte. Stell dir vor, du rollst die Wirbelsäule Stück für Stück von oben nach unten ab.

5. Strecke die Beine aus und entspanne dich.

Wofür es gut ist

Die *Brücke* ist eine sehr gute Übung, um die Muskeln in Rücken und Bauch zu dehnen. Sie hält die Wirbelsäule beweglich und streckt den Körper.

Hinweis

Die Brücke wird noch länger, wenn du die Arme über den Kopf ausstreckst. Drücke die Knie sanft nach vorn und ziehe die Hände nach hinten. So streckst du auch deinen Oberkörper, die Arme und Beine. Halte die Hüften hoch und atme während der Übung gleichmäßig weiter.

Das Kamel

So wird es gemacht

1. Du kniest auf der Matte, die Zehen zeigen nach hinten. Halte die Beine dicht zusammen. Atme langsam und gleichmäßig.

2. Stütze deinen Rücken in der Taille mit den Händen ab und beuge den Kopf *vorsichtig* nach hinten.

3. Senke jetzt *ganz langsam und behutsam* die rechte Hand auf die rechte Ferse, die linke Hand auf die linke Ferse. Drücke dabei das Becken nach vorn. Stell dir vor, dein Körper ist jetzt der Höcker eines Kamels.

4. Bleib in dieser Stellung, so lange es dir angenehm ist. Denk daran, ruhig zu atmen.

5. Komm dann *ganz langsam und vorsichtig* in die Ausgangsposition zurück.

6. Nun entspanne dich im Sitzen oder im Liegen.

Wofür es gut ist

Das *Kamel* stärkt deinen Rücken und hält deine Wirbelsäule biegsam. Es hält die inneren Organe in deinem Bauch (z.B. die Blase) gesund. Außerdem ist es eine gute Übung für eine schlanke Taille und feste Muskeln an Hüften und Oberschenkeln.

Achtung!
Wenn du Schmerzen im Nacken oder im Rücken hast, solltest du diese Übung nicht machen.

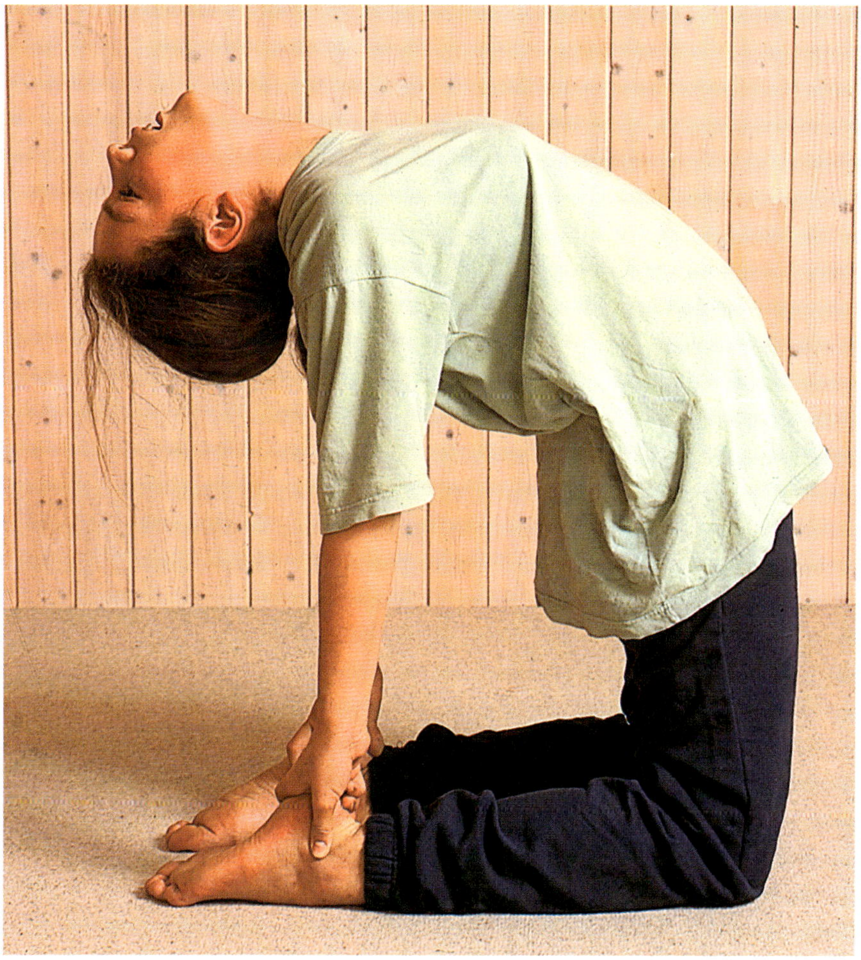

Das Kamel

Hinweis

Diese Übung trägt den Namen *Kamel*, aber eigentlich müßte sie «Dromedar» heißen.

Dromedare sind schlanke, schnelle Kamele mit nur einem Höcker. Sie werden als Reittiere benutzt, aber auch zum Tragen von Lasten. Dromedare leben in den afrikanischen und arabischen Wüsten.

DIE KERZE

So wird es gemacht

1. Lege dich auf den Rücken. Winkle die Beine ab und stelle die Füße flach auf die Matte. Die Arme liegen gestreckt dicht neben deinem Körper. Atme langsam und gleichmäßig.

2. Ziehe erst das eine Knie zur Brust heran, dann das andere.

3. Strecke die Beine nacheinander durch, bis die Fußspitzen nach oben zeigen.

4. Gib mit den Beinen etwas Schwung, so daß die Hüften sich von der Matte abheben. Stütze den Rücken mit den Händen ab, die Daumen zeigen dabei nach vorn.

5. Schiebe die Hände Stück für Stück zu den Schultern hin und versuche, deinen Körper ganz gerade nach oben zu strecken.

6. Stell dir vor, dein Körper ist eine lange Kerze, Schultern und Ellenbogen sind der Leuchter. Oder möchtest du lieber eine Kerze auf einem Geburtstagskuchen sein? Bleib in dieser Haltung so lange, wie du sie angenehm findest. Denk daran, ruhig zu atmen.

7. Kippe deine Beine ein Stückchen über den Kopf hinaus und lege die Arme flach auf die Matte. Der Kopf bleibt fest am Boden. Nun rollst du den Rücken ganz langsam von den Schultern aus ab, bis er wieder flach auf der Matte liegt. Winkle die Beine nacheinander ab und stelle die Füße auf den Boden. Ruh dich aus.

Wofür es gut ist

Die *Kerze* ist eine gute Übung für den ganzen Körper. Sie regt die Durchblutung an und läßt sogar deine Haare und deine Haut besser aussehen.

Achtung!

Wenn du Schmerzen im Nacken oder Probleme mit Ohren oder Augen hast, solltest du diese Übung nicht turnen.

Mädchen sollten Umkehrhaltungen nicht üben, solange sie ihre Periode haben.

Hinweise

Baue diese Übung oder die *halbe Kerze* (S. 51) nach Möglichkeit in dein tägliches Yoga-Programm ein. Besonders, wenn du am Tag viel stehst, sind solche «Umkehrhaltungen» ein sehr guter Ausgleich.

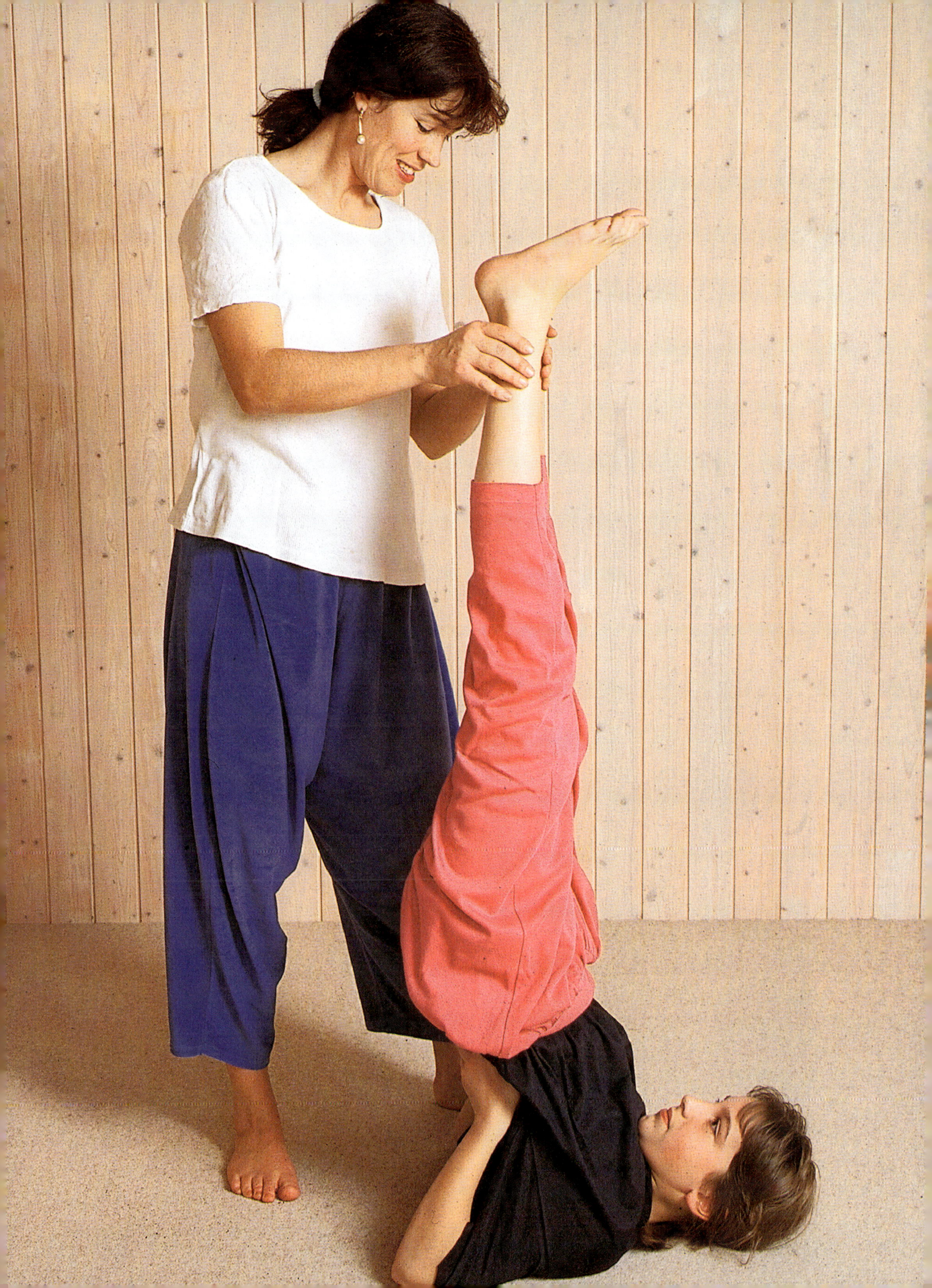

Der Stuhl

So wird es gemacht

1. Stell dich gerade hin, die Beine leicht gegrätscht. Atme langsam und gleichmäßig.

2. Strecke die Arme nach vorn. Beuge die Knie, als ob du dich hinsetzen wolltest. Halte den Oberkörper dabei gerade.

3. Jetzt bist du ein Stuhl. Deine Unterschenkel sind die Stuhlbeine, die Oberschenkel der Sitz. Dein Rücken bildet die Lehne, die Arme sind die Armlehnen. Halte diese Position einige Sekunden lang und atme dabei gleichmäßig weiter.

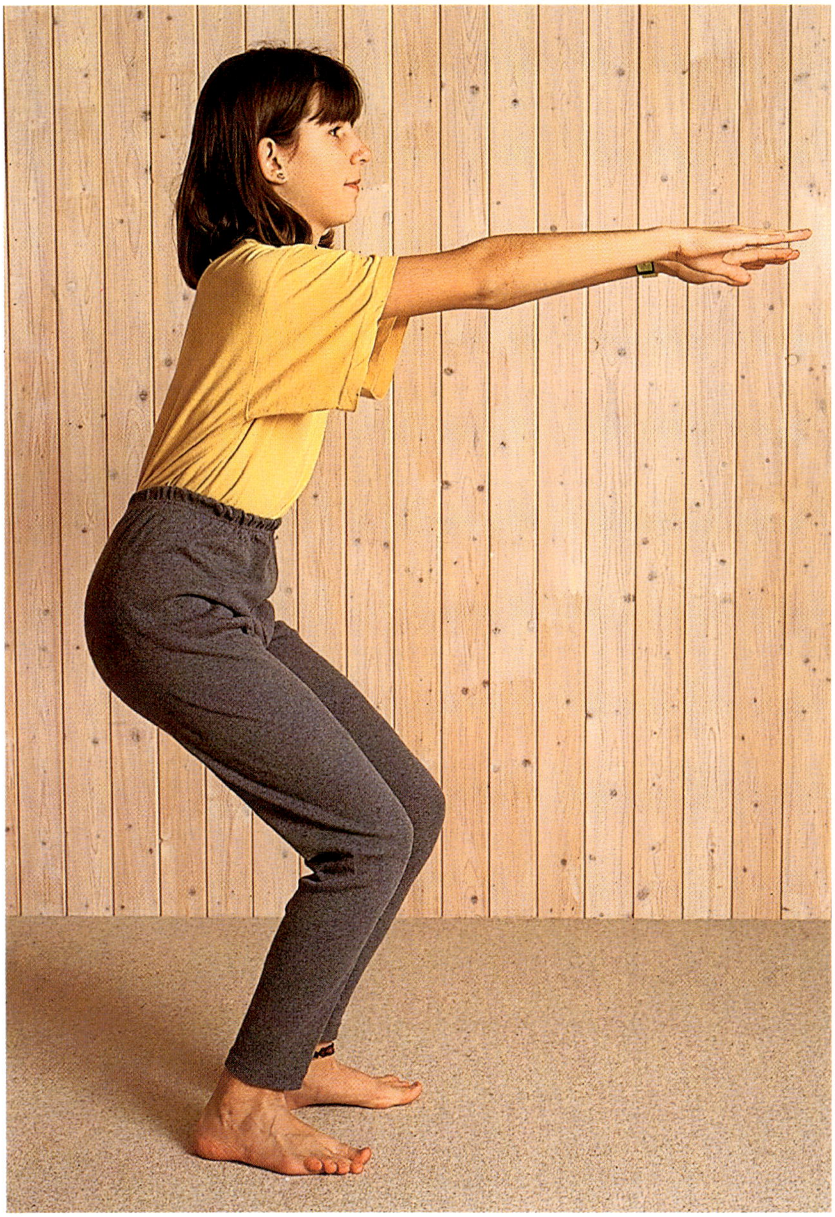

Der Stuhl

4. Richte dich wieder auf.

5. Entspanne dich dann im Liegen oder im Sitzen.

Wofür es gut ist

Der *Stuhl* trainiert dein Gleichgewichtsgefühl und deine Körperbeherrschung. Er stärkt deine Beinmuskeln und verhindert, daß die Gelenke an Knöcheln, Knien und Hüften steif werden.

Hinweis

Wenn es dir schwerfällt, im Gleichgewicht zu bleiben, kannst du dich mit den Augen an einem Gegenstand «festhalten», etwa einem Bild oder einem Türgriff. Auch das gleichmäßige, langsame Atmen macht es leichter, die Balance zu halten.

Die Kobra

So wird es gemacht

1. Lege dich auf den Bauch und drehe den Kopf zur Seite. Die Arme liegen neben dem Körper. Atme langsam und ruhig.

2. Drehe den Kopf gerade und lege die Stirn auf die Matte. Schiebe die Hände unter deine Schultern. Deine Handflächen zeigen nach unten, die Arme bleiben dicht neben dem Körper.

3. Atme ein und beuge dich dabei *ganz langsam und vorsichtig* nach hinten. Zuerst berührst du die Matte mit der Nase, dann mit dem Kinn. Jetzt hebst du ganz behutsam die Brust, bis dein Körper einen schönen Bogen bildet. Die Hüften bleiben auf der Matte.

4. Bleib in dieser Haltung so lange, wie sie dir angenehm ist. Halte *nicht* den Atem an!

5. Lege dich jetzt *langsam* wieder auf den Boden. Zuerst senkst du den Bauch, dann die Brust, danach Kinn, Nase und schließlich die Stirn.

6. Drehe den Kopf zur Seite, lege die Arme entspannt neben den Körper und ruh dich aus.

Wofür es gut ist

Die *Kobra* ist eine gute Übung, um die Wirbelsäule gesund und beweglich zu halten. Auch die Gelenke der Schultern, Ellenbogen und Hände werden durch die Kobra stark und beweglich.

Wenn du die Haltung der *Kobra* eingenommen hast und langsam atmest, werden die inneren Organe in deinem Bauch sanft massiert. Dadurch wird deine Verdauung angeregt.

Hinweis

Die *Kobra* ist eine Giftschlange, die in Indien und Afrika lebt. Wenn sie sich bedroht fühlt, richtet sie sich auf, ihr Nacken wird flach und breit wie eine Kapuze.

Die *Kobra-Stellung* hast du im *Gruß an die Sonne* (S. 23) schon kennengelernt.

Die Kobra

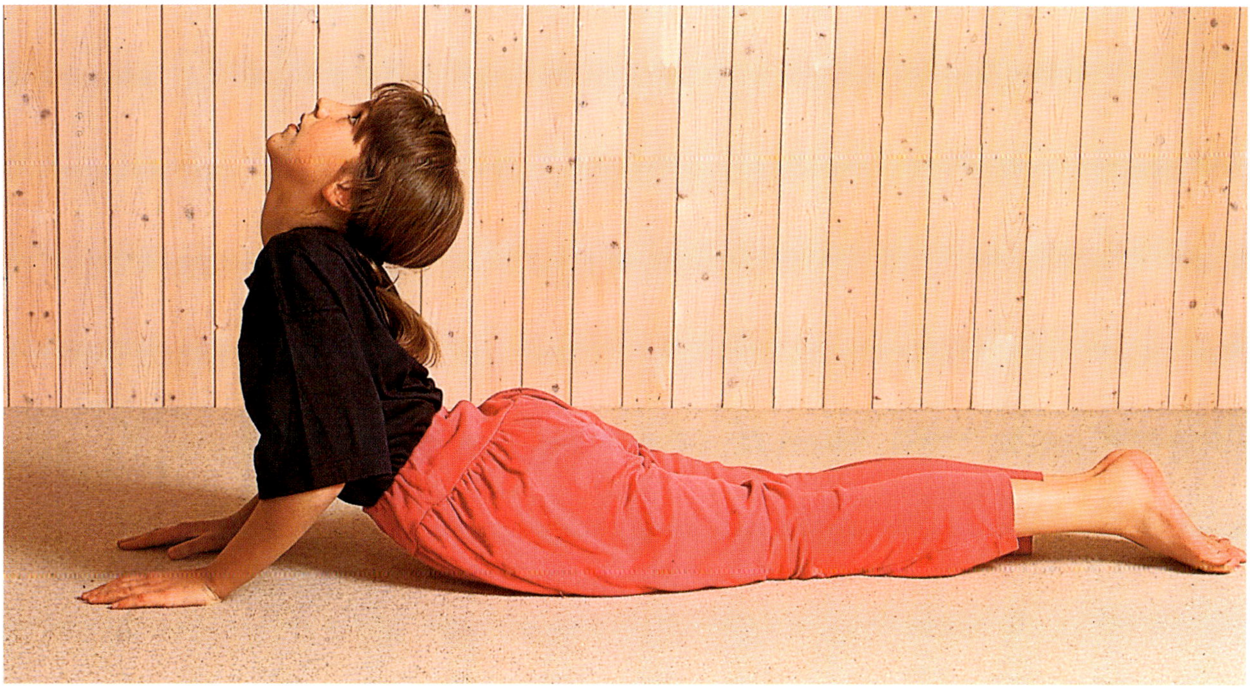

Die Totenlage

So wird es gemacht

1. Lege dich auf den Rücken, die Beine leicht gegrätscht. Deine Arme liegen schräg neben dem Körper, die Handflächen zeigen nach oben. Schließe die Augen. Während der ganzen Übung atmest du langsam und gleichmäßig.

2. Schiebe die Fersen vom Körper weg und ziehe die Zehen zu dir heran. Halte die Füße einige Sekunden lang angespannt. Löse dann die Spannung: Das fühlt sich an, als ob deine Beine und Füße ganz schwer sind und tief in die Matte einsinken.

3. Spanne deinen Po an und halte die Spannung einige Sekunden lang. Danach läßt du die Muskeln wieder locker.

4. Drücke beim *Ausatmen* den Rücken in der Höhe deiner Taille auf die Matte. Du fühlst, wie sich deine Bauchmuskeln spannen. Halte die Spannung einen Moment lang und laß dann beim Einatmen die Bauchmuskeln wieder locker. Entspanne deinen Bauch.

5. *Atme ein* und ziehe dabei die Schultern zusammen. Halte die Schultern einige Sekunden lang so und atme dabei weiter. Beim *Ausatmen* löst du die Spannung wieder.

6. Ziehe die Schultern so weit zu den Ohren hoch, wie du kannst. Halte die Spannung und laß dann wieder locker.

7. Biege *vorsichtig* den Kopf nach hinten. Du spürst, wie sich die Vorderseite deines Halses *sanft* dehnt. Einige Sekunden lang halten, danach entspannen.

8. Beuge *vorsichtig* den Kopf nach vorn, das Kinn zielt dabei auf die Brust. Halte die Spannung einen Moment lang, dann entspann dich.

9. Zieh die Augenbrauen hoch, als ob du überrascht wärst. Du spürst, wie sich deine Stirn in Falten legt. Einige Sekunden lang halten, dann entspannst du dein Gesicht wieder.

10. Kneif die Augen fest zu. Halten und entspannen.

11. Öffne beim *Ausatmen* die Augen ganz weit. Öffne auch den Mund und strecke die Zunge heraus. Spanne alle Muskeln in deinem Gesicht an. Versuche, ein wirklich gefährliches Gesicht zu machen, vielleicht wie ein hungriger Löwe (S. 56). Atme ein und entspanne dein Gesicht wieder. Ziehe die Zunge zurück, schließe den Mund und die Augen. Atme gleichmäßig weiter.

12. Mach deine Arme steif und hebe sie von der Matte. Balle die Hände zu festen Fäusten. Halte die Arme und laß sie wieder auf die Matte sinken. Öffne die Fäuste. Entspanne Arme und Hände.

13. Achte jetzt genau auf deine Atmung. Atme ein, fülle deinen Körper mit Luft. Du spürst, wie sich deine Bauchdecke hebt. Atme aus, laß alle Luft aus deinem Körper strömen. Jetzt fühlst du, wie sich deine Bauchdecke wieder senkt. Atme langsam und ruhig weiter. Stell dir bei jedem Einatmen vor, daß etwas Schönes in deinen Körper strömt: Frieden, Glück, Liebe. Beim Ausatmen stell dir vor, wie dein Körper ganz schwer wird und immer noch ein bißchen tiefer in die Matte einsinkt. Entspanne alle deine Muskeln und fühle, wie dein Körper vom Kopf bis zu den Zehen weich ist.

14. Wenn du aufstehen möchtest, dreh dich zuerst auf die Seite und richte dich *ganz langsam* auf. Bewege vorsichtig deine Finger, deine Arme und deine Beine. Vielleicht mußt du auch gähnen. Wackle mit den Zehen. Wenn

du dich so tief entspannt hast, darfst du *niemals* ganz plötzlich auf die Beine springen.

Wofür es gut ist

Die *Totenlage* ist eine sehr gute Übung, um Verspannungen zu lösen. Sie beruhigt dich, wenn du aufgeregt oder ängstlich bist. Wenn du dich müde fühlst, macht dich diese Übung wieder frisch und munter.

Hinweis

In Schritt 13 kannst du deine Phantasie fliegen lassen. Stell dir zum Beispiel vor, du liegst am Strand im warmen Sand, die Sonne scheint, ein sanfter Wind streicht dir über Gesicht und Haare und du fühlst dich rundum wohl.

Bitte deine Eltern, einen Lehrer oder Freund, die Anleitung für diese Übung laut vorzulesen und auf eine Kassette aufzunehmen. Du kannst es natürlich auch selbst tun. Laß die Kassette laufen, während du die Übung machst – das ist eine sehr gute Hilfe.

Übe die *Totenlage,* wenn du aus der Schule nach Hause kommst. So legst du die Anspannung des Vormittags ab und gewinnst neue Energie für die zweite Hälfte des Tages. Machst du die Übung am Abend im Bett, kannst du viel besser und ruhiger einschlafen. Auch wenn du dich nicht wohl fühlst, ist diese Übung eine gute Hilfe.

Such dir immer einen ruhigen Platz, wenn du die *Totenlage* üben willst. Du solltest mindestens zehn Minuten lang ganz ungestört bleiben.

Für Eltern, die mit kleinen Kindern üben, ist es oft hilfreich, jeden Schritt der Übung mit einem Phantasiebild zu unterstützen.

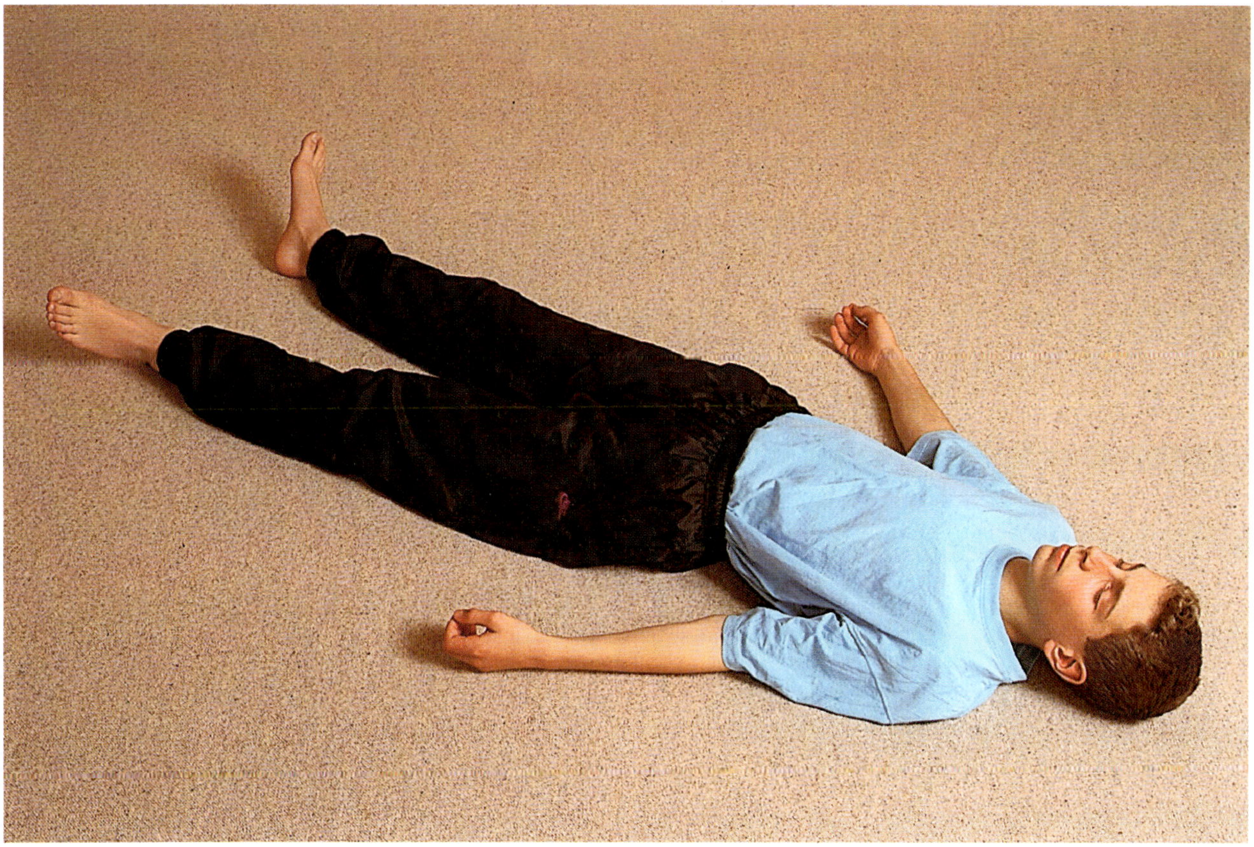

Die Totenlage

Die Brust-Dehnung

So wird es gemacht

1. Stell dich aufrecht hin und grätsche die Beine ein wenig. Die Arme hängen locker am Körper herab. Atme ruhig und gleichmäßig.

2. Atme ein und hebe dabei die Arme bis auf die Höhe deiner Schultern an. Die Handflächen zeigen nach unten.

3. Beim Ausatmen senkst du die Arme wieder, führst sie hinter den Rücken und verschränkst die Hände ineinander. Der Rücken bleibt ganz gerade.

4. Halte die Arme gestreckt und hebe sie so weit an, wie es dir angenehm ist. Die Hände bleiben verschränkt. Beuge den Kopf und den Oberkörper sanft nach hinten.

5. Bleib in dieser Stellung so lange, wie du sie bequem findest. Halte *nicht* den Atem an!

6. Richte dich wieder auf, senke die Arme, löse die Hände voneinander und entspanne dich.

Wofür es gut ist

Die *Brust-Dehnung* löst Spannungen, die sich in den Schultern und im oberen Rücken aufgebaut haben. Sie unterstützt eine gute Haltung. Weil sich die Brust dehnt, kannst du beser und tiefer atmen. Das ist für die Gesundheit deines ganzen Körpers wichtig.

Diese Übung stärkt auch die Muskeln, die du für große Armbewegungen brauchst, z.B. beim Schwimmen und Rudern. Die gleichen Muskeln benutzt du, wenn du beim Singen kraftvoll ausatmest.

Hinweis

Die *Brust-Dehnung* kannst du auch üben, wenn du auf einem Hocker oder einer Bank ohne Rückenlehne sitzt. Du brauchst nur etwas Platz hinter dir, um deine Arme frei zu bewegen.

Probiere diese Übung einmal zwischen zwei Schulstunden! Sie ist angenehm, um den Rücken zu entlasten, wenn du lange über einen Tisch oder eine Computer-Tastatur gebeugt gesessen hast.

Laß deine Phantasie bei der *Brust-Dehnung* mitspielen, dann tut dir die Übung noch mehr Gutes. Du kannst dir vorstellen, daß du bei jedem Einatmen deine Gedanken und deinen Körper mit schönen Dingen füllst, etwa Mut, Freude oder Liebe. Beim Ausatmen verjagst du alle unangenehmen Gefühle wie Ärger, Enttäuschung oder Haß.

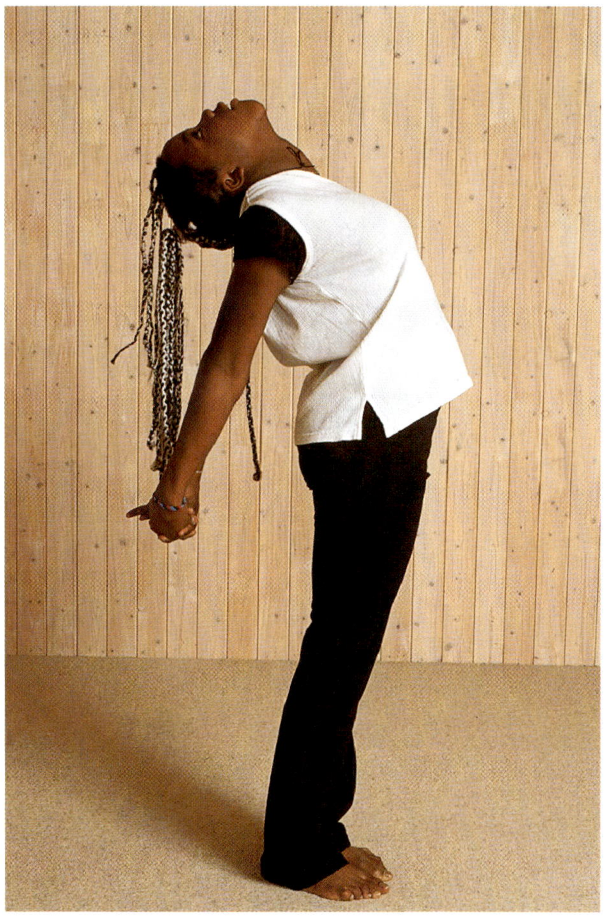

Die Brust-Dehnung

Die Kuh

So wird es gemacht

1. Du sitzt im japanischen *Fersensitz* (Seite 54). Atme langsam und ruhig.

2. Lege die rechte Hand zwischen deine Schulterblätter, der Arm bleibt dabei ganz dicht am Ohr. Dein Ellenbogen zeigt gerade nach oben, wie das Horn einer Kuh.

3. Greife jetzt mit der linken Hand *von unten* nach deiner rechten Hand und hake die Finger ineinander. Bleib dabei ganz aufrecht sitzen.

Variation

Bei dieser Abwandlung der *Kuh* beugst du die Beine und legst sie über Kreuz. Ein Knie liegt über dem anderen, die Füße neben den Hüften oder Oberschenkeln. Die Bewegungen deiner Arme folgen der Anleitung, Schritt 2-6. Wenn das rechte Knie oben liegt, soll der rechte Ellenbogen nach oben zeigen. Liegt das linke Knie oben, zeigt auch der linke Ellenbogen in die Höhe.

Wofür es gut ist

Die *Kuh* hält die Gelenke deiner Arme und Schultern beweglich, wenn du sie regelmäßig übst. Sie

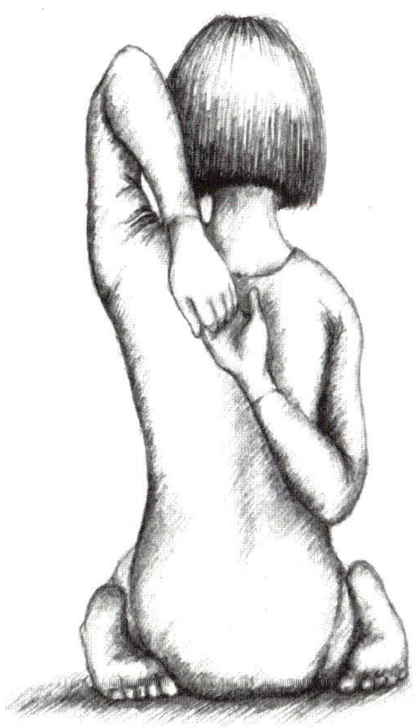

Die Kuh

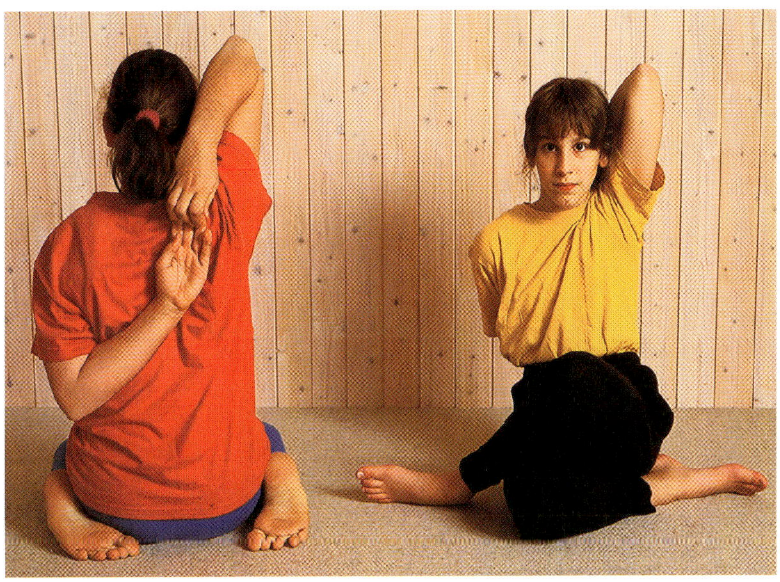

Die Kuh

Die Kuh – Variation

4. Halte diese Position so lange, wie sie sich angenehm anfühlt.

5. Kehre dann langsam in die Ausgangsposition zurück.

6. Wiederhole die Schritte 2-4, diesmal kommt jedoch die linke Hand von oben und die rechte von unten.

7. Kehre in die Ausgangsposition zurück und entspanne dich.

hilft dir dabei, eine gute Haltung zu bekommen. Außerdem löst sie Verspannungen in den Muskeln der Brust. So kannst du besser und tiefer durchatmen. Wer gut atmen kann, fühlt sich frisch und ruhig.

Hinweis

Die *Kuh* kannst du auch zwischendurch üben. Sie ist sehr hilfreich, wenn du lange Zeit am Schreibtisch oder am Computer gesessen hast.

Bei der Variation der Kuh tust du zusätzlich etwas für die Beweglichkeit der Gelenke in deinen Beinen.

Die Krähe

So wird es gemacht

1. Geh in die Hocke (S. 65), stell die Füße weit auseinander. Die Arme liegen zwischen den Beinen. Atme langsam und gleichmäßig.

2. Drücke nun Arme und Beine sanft aber trotzdem fest gegeneinander.

3. Lege die Handflächen auf die Matte. Spreize die Finger weit und stell dir vor, es sind die Füße einer Krähe.

4. Konzentriere dich jetzt und verlagere dein Gewicht auf die Hände, bis beide Füße vom Boden abheben. Spann deinen ganzen Körper an, als ob er aus einem einzigen Teil bestünde. Laß den Kopf nicht herabhängen. Atme langsam und ruhig weiter.

5. Nun bist du eine Krähe, die auf einem Ast hockt. Halte diese Stellung, so lange du kannst.

6. Kehre in die Ausgangsposition zurück und entspanne dich.

Wofür es gut ist

Die *Krähe* ist eine Übung, mit der du deinen Gleichgewichtssinn, deine Körperbeherrschung und deine Kraft trainierst. Sie stärkt die Arme, Handgelenke und Hände.

Hinweis

Wenn du eine Brille trägst, setze sie ab, ehe du die *Krähe* übst. Bei den ersten Versuchen solltest du eine zusammengefaltete Wolldecke oder ein dickes Kissen vor dir auf den Boden legen. So kannst du dich nicht verletzen, wenn du doch einmal umfällst.

Bei der *Krähe* und anderen Balance-Übungen ist es wichtig, daß du dich ganz auf deine Bewegungen konzentrierst. Die langsame, gleichmäßige Atmung ist dabei eine gute und wirkungsvolle Unterstützung.

Die *Krähe* ist gar nicht so schwierig, wie sie aussieht. Gib nicht zu schnell auf!

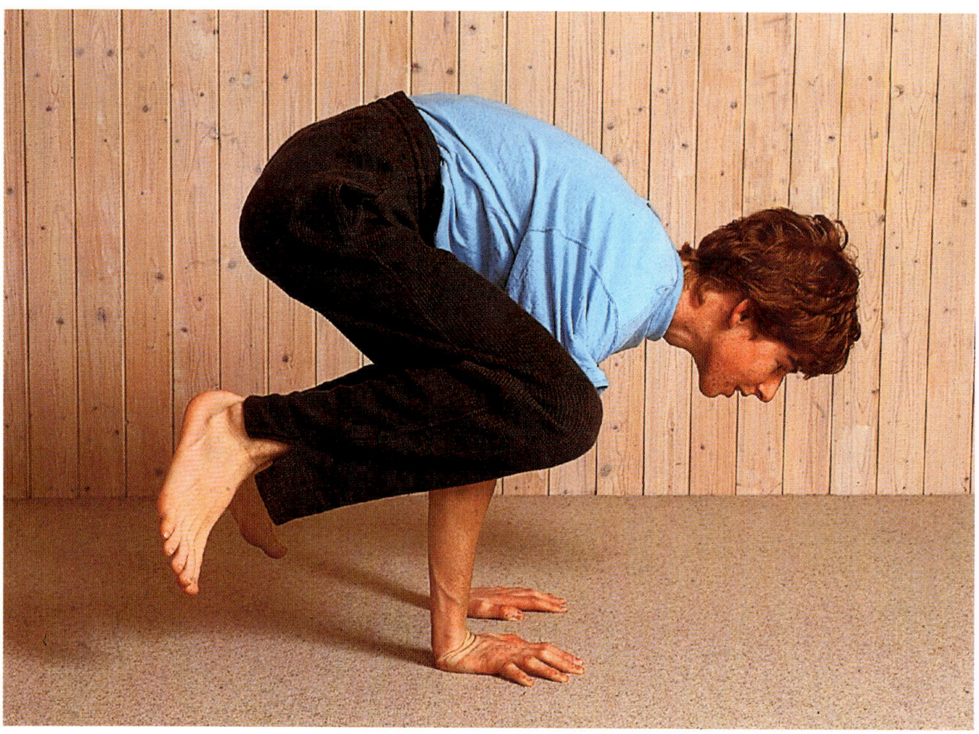

Die Krähe

Das gerollte Blatt

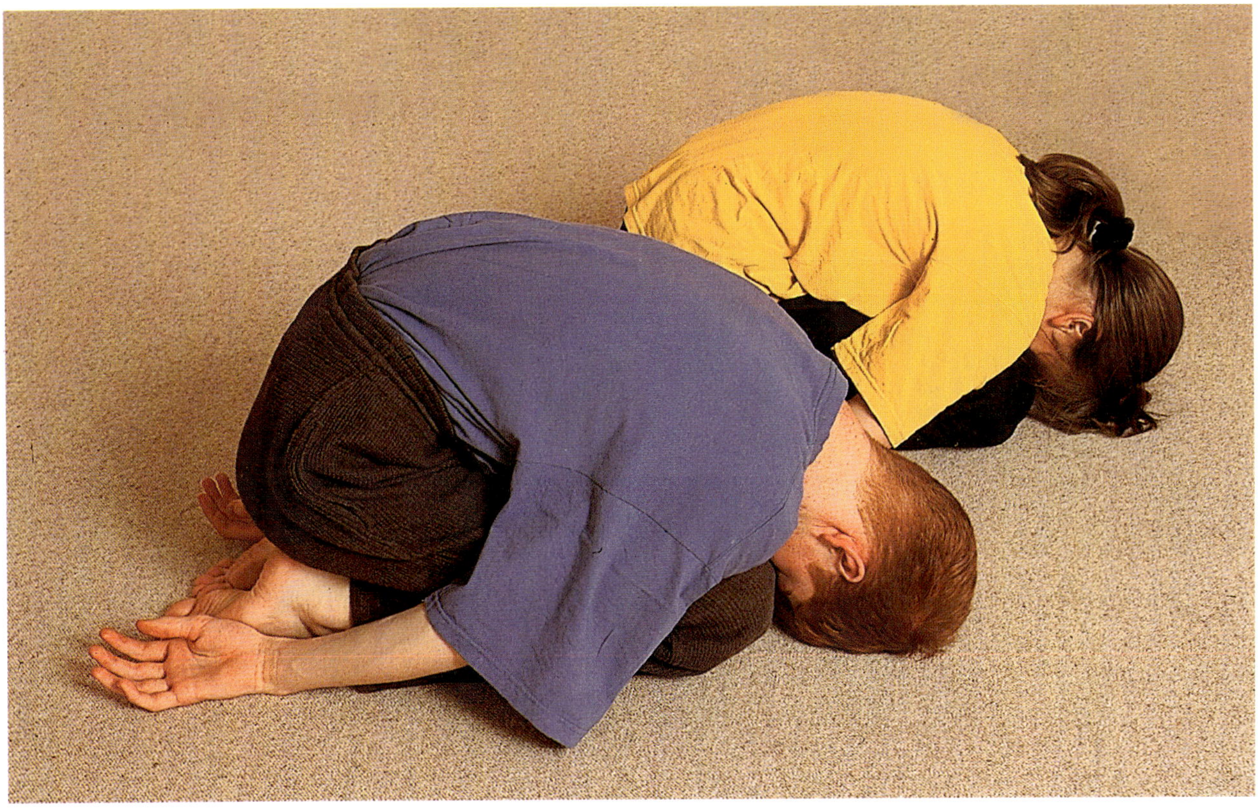

Das gerollte Blatt

So wird es gemacht

1. Du sitzt im japanischen *Fersensitz* (S. 54) und atmest langsam und ruhig.

2. Beuge dich vor und lege die Stirn auf die Matte. Du kannst den Kopf auch zur Seite drehen. Lege die Arme neben den Körper, die Handflächen zeigen nach oben.

3. Bleib ganz ruhig, wie ein Blatt, das zusammengerollt am Boden liegt. Halte diese Position, so lange du magst.

4. Kehre dann in die Ausgangsposition zurück.

Wofür es gut ist

Das *gerollte Blatt* dehnt die Wirbelsäule und die Muskeln in deinem Rücken. Es ist auch eine sehr gute Übung zur Entspannung, besonders nach Haltungen wie *Bogen* (S. 31), *Kamel* (S. 33), *Kobra* (S. 37), *Fisch* (S. 47), *Schwan* (S. 69) und *Rad* (S. 74).

Bei dieser Übung atmest du langsam und tief, dadurch werden deine inneren Organe sanft massiert. Das regt den Blutkreislauf und die Verdauung an.

Hinweis

Wenn du am Anfang mit deiner Stirn noch nicht den Boden erreichst, lege dir ein Kissen vor deine Knie. So kannst du deinen Kopf entspannt ablegen.

Das Aufrollen

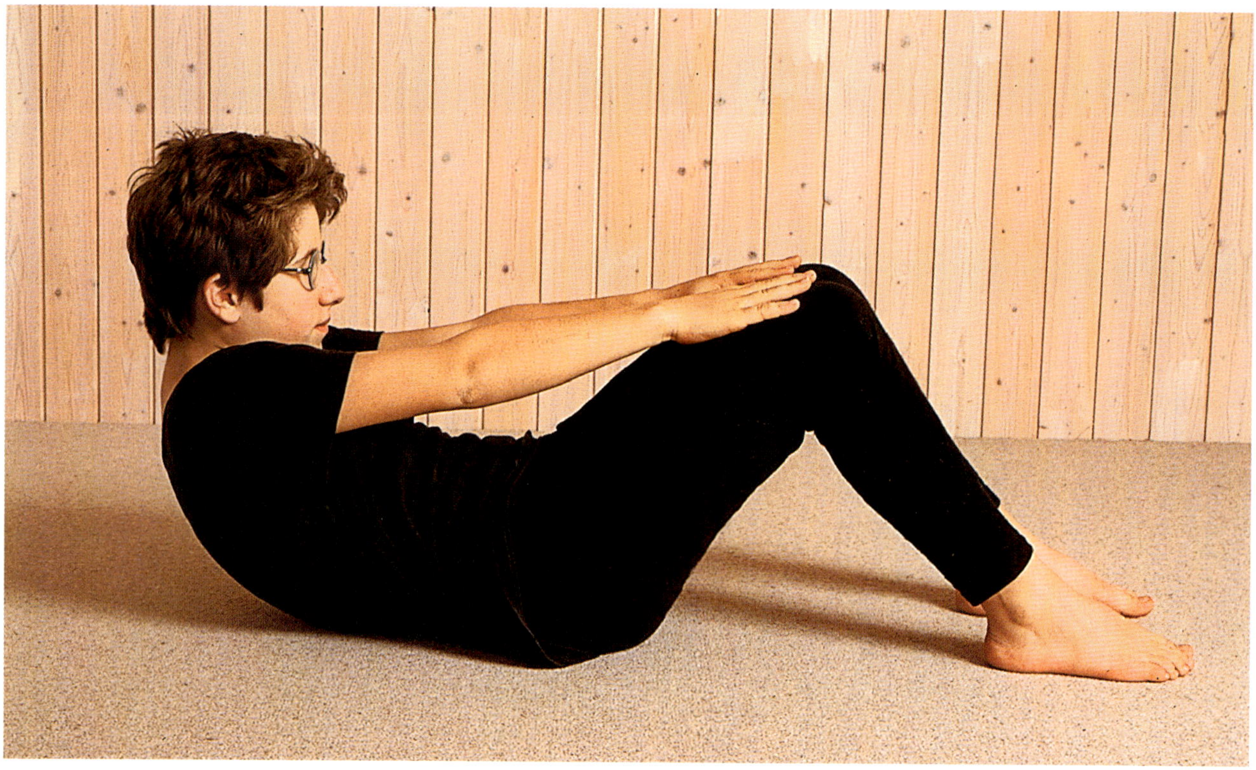

Das Aufrollen

So wird es gemacht

1. Lege dich auf den Rücken. Die Beine sind leicht gegrätscht und ausgestreckt. Du atmest langsam und gleichmäßig.

2. Winkle die Beine an, ziehe die Füße ein Stück an den Körper heran und stelle sie fest auf den Boden. Dort sollen die Füße während der ganzen Übung bleiben.

3. Lege deine Hände auf die Oberschenkel.

4. Atme aus und hebe dabei *langsam und vorsichtig* Kopf und Schultern von der Matte. Schau dabei deine Hände an. Schieb deine Hände auf den Beinen hoch, als wolltest du nach deinen Knien greifen. Wenn du die Spannung in deinen Bauchmuskeln deutlich spürst, halte die Position.

5. Atme langsam und ruhig weiter und halte die Spannung – aber nur so lange, wie es dir angenehm ist.

6. Laß deinen Rücken langsam auf die Matte zurückrollen und entspann dich.

Wofür es gut ist

Das *Aufrollen* hilft deinen Bauchmuskeln, fest und stark zu werden. Gesunde Bauchmuskeln sind wichtig, denn sie stützen Rücken und Wirbelsäule.

Hinweis

Es ist nicht wichtig, daß du bei dieser Übung deine Knie mit den Händen erreichst. Es reicht, wenn du dich bemühst.

Diese Übung kannst du auch in einer diagonalen Variante turnen. Dabei versuchst du zuerst, mit beiden Händen die Außenseite deines linken Knies zu erreichen. Dann entspannst du dich und ziehst dich zum rechten Knie hoch.

DER TÄNZER

So wird es gemacht

1. Stell dich aufrecht hin und grätsche die Beine ein wenig. Das Gewicht deines Körpers soll gleichmäßig auf beide Füße verteilt sein. Atme langsam und ruhig.

2. Verlagere dein Gewicht auf das *rechte* Bein. Konzentriere dich auf die Atmung, dann kannst du leichter die Balance halten.

3. Winkle das linke Bein ab, umfasse den Fuß mit der Hand und ziehe ihn an den Po heran.

4. Strecke den *rechten* Arm gerade nach oben.

5. Bleib so lange in dieser Haltung, wie es dir angenehm ist.

6. Kehre in die Ausgangsposition zurück und entspanne dich.

7. Wiederhole die Übung, diesmal stehst du aber auf dem *linken* Bein und hebst den *linken* Arm. Anschließend entspannst du dich wieder.

Variation

Bei dieser Abwandlung des *Tänzers* beugst du dich *langsam und vorsichtig* nach vorn. Du hältst deinen Fuß in der Hand, drückst ihn aber vom Po weg.

Wofür es gut ist

Der *Tänzer* und seine Variation schulen dein Gleichgewichtsgefühl, deine Körperbeherrschung und deine Konzentration. Sie trainieren die großen Muskeln auf der Vorderseite deiner Oberschenkel (*Quadriceps* genannt). Diese Muskeln brauchen wir, um die Knie zu strecken.

Hinweis

Du kannst das Gleichgewicht leichter halten, wenn du dich mit den Augen an einem Bild, einem Türgriff oder einem anderen Gegenstand «festhältst». Auch das Konzentrieren auf die gleichmäßige Atmung ist eine gute Unterstützung der Balance.

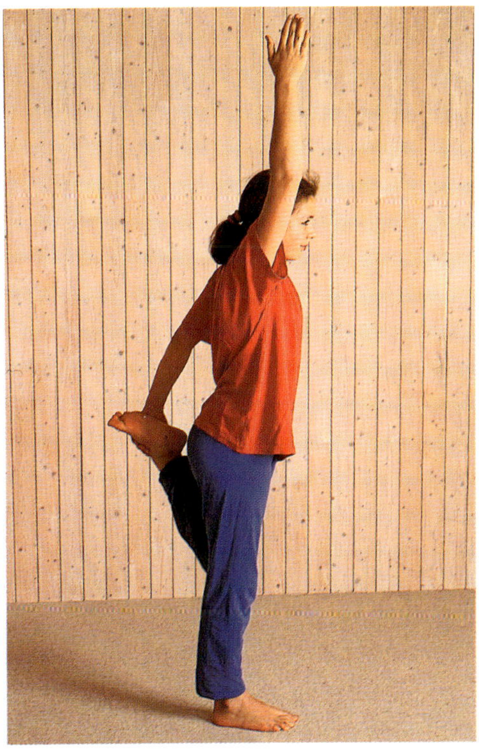

Der Tänzer

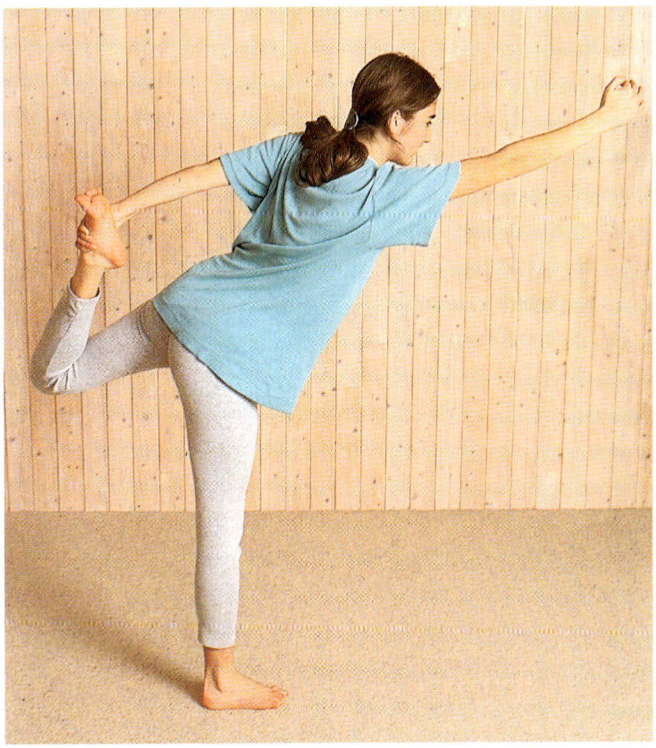

Der Tänzer – Variation

Der Hund

So wird es gemacht

1. Stell dich auf Hände und Knie, die Arme zeigen schräg nach vorn. Atme langsam und gleichmäßig.

2. Hebe die Füße an und stelle sie auf die Zehen. Schiebe dich leicht nach hinten, hebe die Knie von der Matte und strecke die Beine. Strecke auch die Arme und schau nach unten. Drücke deine Fersen zur Matte, aber gib acht, daß du die Muskeln an der Rückseite deiner Beine *nicht zu sehr* dehnst.

3. Stell dir vor, du bist ein Hund, der nach dem Aufwachen seine vier Beine streckt. Bleib so lange in dieser Haltung, wie sie dir angenehm ist.

4. Verlagere dein Gewicht vorsichtig nach vorn und geh langsam in die Ausgangsposition zurück.

5. Setz dich in den japanischen *Fersensitz* (S. 54).

6. Ruh dich aus wie ein *gerolltes Blatt* (S. 43).

Wofür es gut ist

Der *Hund* trainiert die Muskeln auf der Rückseite deiner Oberschenkel. Diese Muskeln brauchst du, um die Beine zu beugen und zu spreizen. Wenn sie zu kurz sind, können Rückenschmerzen die Folge sein.

Bei dieser Übung strömt viel Blut in dein Gesicht und deine Kopfhaut. Darum hilft sie, daß Haut und Haare schöner und gesünder werden.

Hinweis

Der *Hund* ist auch ein Teil des Übungsprogrammes *Gruß an die Sonne* (S. 24).

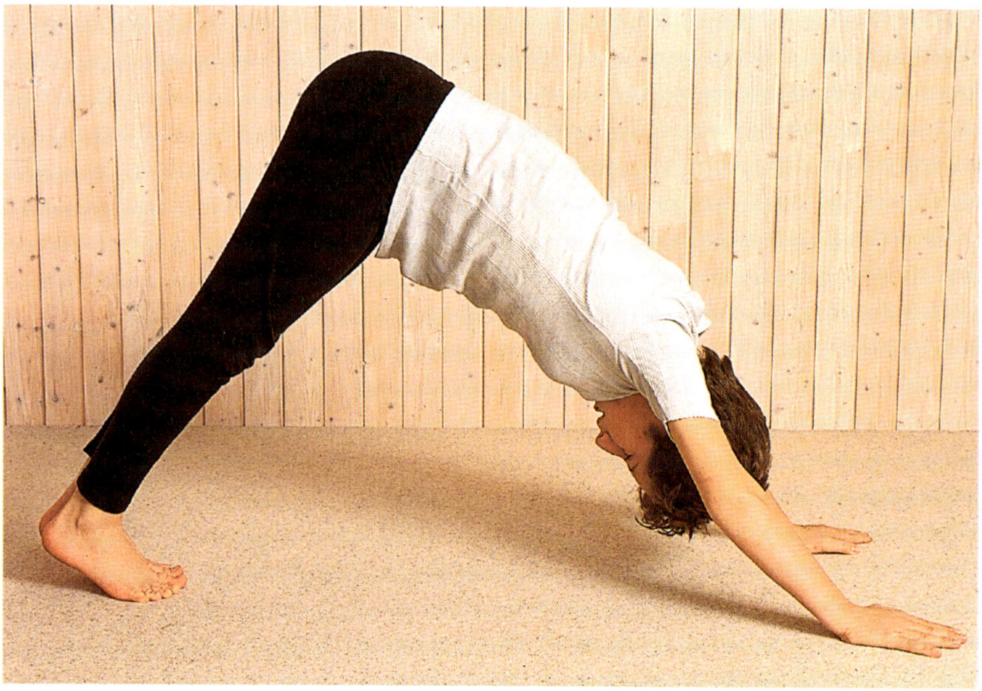

Der Hund

Der Fisch

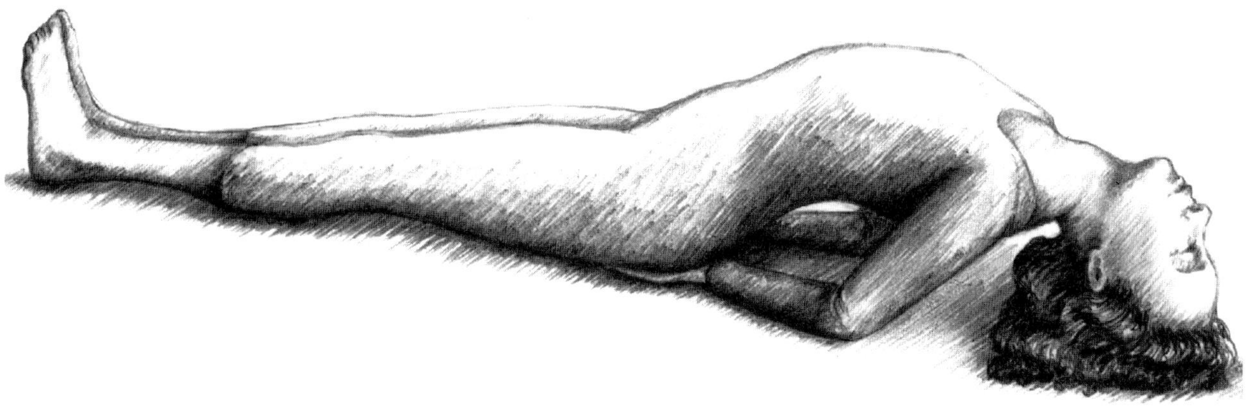

Der Fisch

So wird es gemacht

1. Du liegst auf dem Rücken und streckst die Beine lang aus. Deine Arme liegen neben dem Körper, die Handflächen zeigen nach unten. Atme langsam und gleichmäßig.

2. Winkle die Arme an. Stütz dich auf deine Ellenbogen und hebe den Oberkörper vom Boden ab.

3. Der Kopf bleibt am Boden liegen. Schiebe ihn *vorsichtig* auf deine Schultern zu. Dabei fühlst du, wie sich die Vorderseite deines Halses dehnt. Jetzt berührt deine Schädeldecke die Matte. Dein Gewicht wird von Po und Ellenbogen getragen, *nicht* von deinem Kopf.

4. Schließ die Augen einige Sekunden lang und stell dir vor, du bist ein Fisch, der durchs Wasser schwimmt. Atme langsam und tief. Halte die Spannung so lange, wie es dir angenehm ist.

5. Kehre nun *langsam und vorsichtig* in die Ausgangsposition zurück. Entspann dich.

Wofür es gut ist

Der *Fisch* ist eine besonders gute Übung, wenn du an Asthma leidest oder oft Angst hast. Du lernst dabei, ganz tief durchzuatmen und dich zu entspannen.

Hinweis

Der *Knie-Druck* (S. 55) ist eine gute Haltung, um deinen Rücken auszuruhen, nachdem du den *Fisch* geübt hast.

Der Adler

So wird es gemacht

1. Du stehst gerade, die Arme hängen seitlich am Körper. Atme langsam und ruhig.

2. Hebe langsam deinen *rechten* Fuß. Konzentriere dich auf die Bewegung, damit du das Gleichgewicht halten kannst.

3. Kreuze das rechte Bein über das linke und hake die Zehen um die Wade des linken Beins. Atme ruhig weiter und versuche, ganz gerade zu stehen.

4. Winkle deinen *rechten* Arm ab und halte die Hand vor dein Gesicht.

5. Beuge nun deinen linken Arm und lege ihn in den abgewinkelten rechten. Drehe deine Handgelenke, bis die Handflächen zueinander zeigen.

6. Stell dir vor, du bist ein Adler, der auf einem hohen Felsen sitzt und sein Nest bewacht. Bleib in dieser Haltung so lange, wie sie dir angenehm ist.

7. Falte langsam zuerst die Arme, dann die Beine auseinander, bis du wieder in der Ausgangsposition bist. Bleib einen Moment lang entspannt stehen.

8. Wiederhole die Übung. Diesmal stehst du auf dem rechten Bein und legst den gebeugten rechten Arm über den linken.

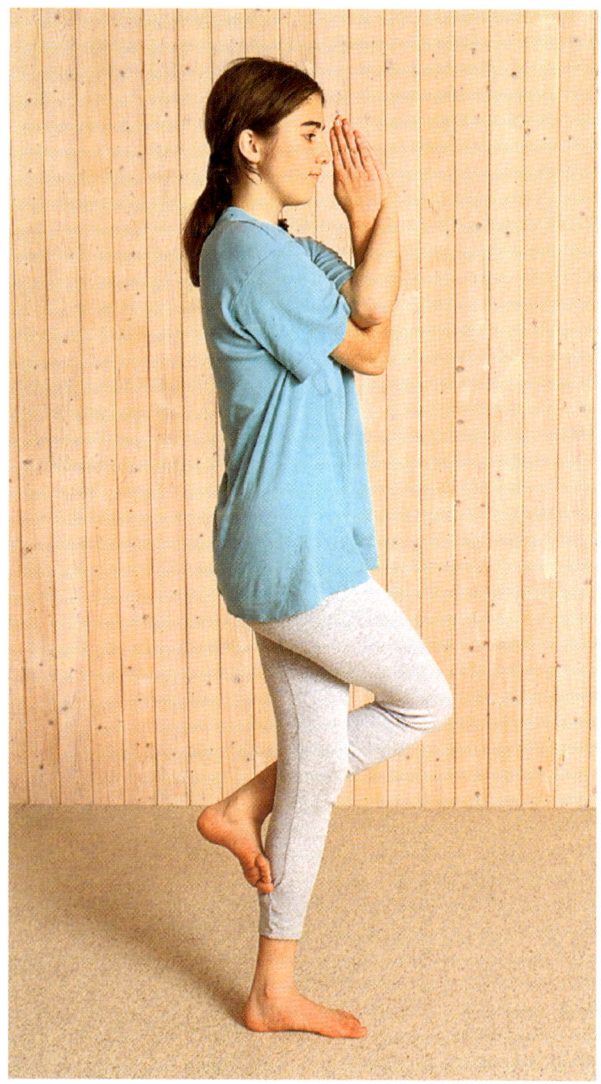

Der Adler

Variation

Bei dieser Abwandlung des *Adlers* beugst du dich vor, als wolltest du im nächsten Moment losfliegen und einen Fisch zum Mittagessen fangen.

Wofür es gut ist

Beim *Adler* übst du alle Gelenke deiner Arme und Beine. So bleiben sie geschmeidig und beweglich.

Weil er eine Gleichgewichtsübung ist, trainiert der *Adler* auch deine Körperbeherrschung und deine Konzentration.

Hinweis

Wenn du dich mit den Augen an einer Pflanze oder einem Bild «festhältst», kannst du die Balance leichter halten. Auch die Konzentration auf die gleichmäßige, ruhige Atmung ist eine gute Hilfe.

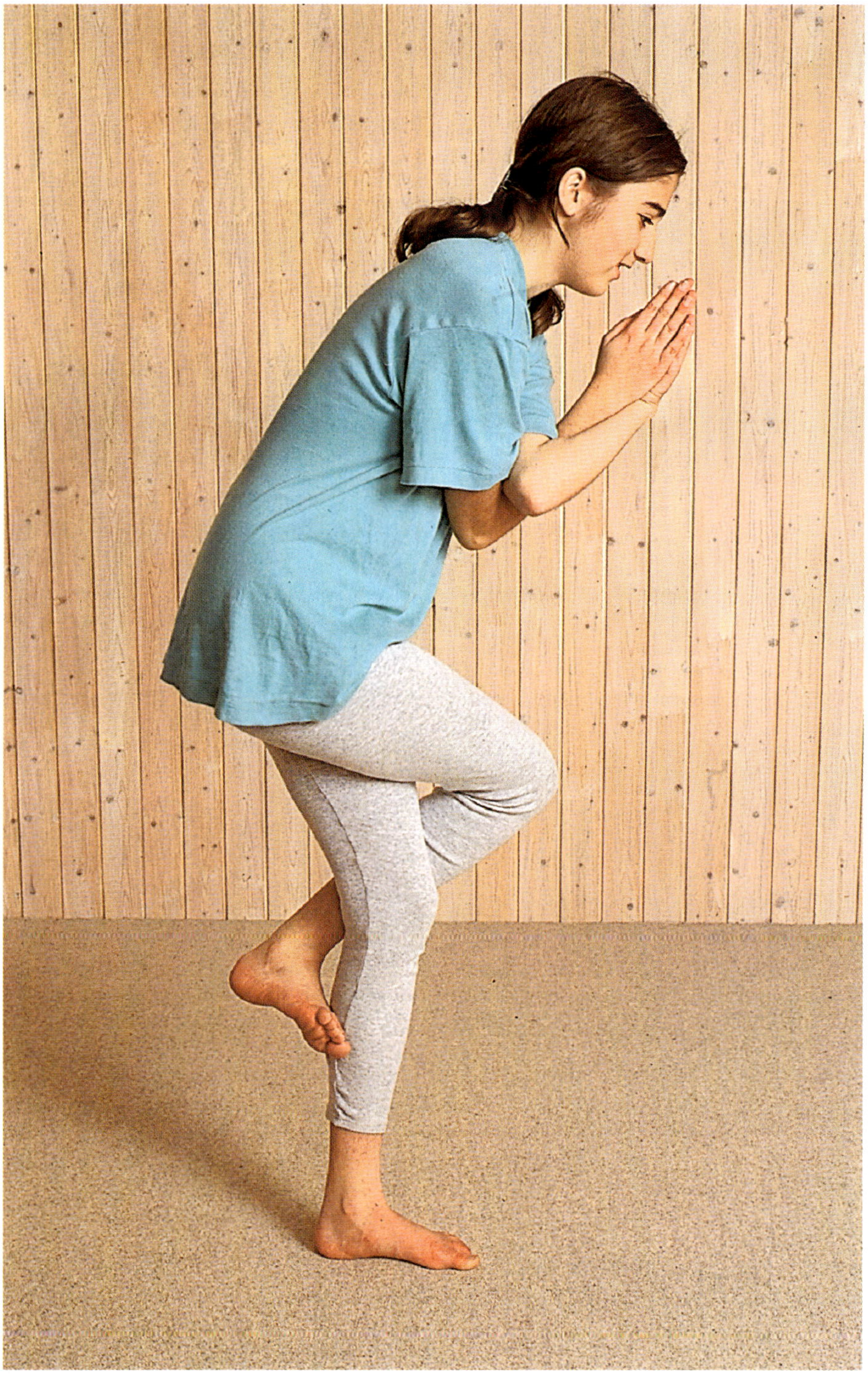

Der Adler – Variation

Die Blüte

So wird es gemacht

1. Du sitzt mit aufrechtem Rücken im Schneidersitz, im japanischen *Fersensitz* (S. 54) oder, wenn du kannst, im *Lotussitz* (S. 58 und 59). Atme langsam und gleichmäßig.

2. Halte die Hände in Brusthöhe vor dir und balle sie zu Fäusten. Stell dir vor, deine Hände sind dicke, fest geschlossene Knospen.

3. Jetzt öffnest du ganz *langsam* die Fäuste, die Finger bleiben dabei fest angespannt. Denk an Knospen, die nur widerstrebend in den ersten Strahlen der Morgensonne ihre Blätter entfalten. Atme dabei gleichmäßig weiter.

4. Wenn deine Hände weit geöffnet sind, wie voll aufgeblühte Blumen, strecke deine Finger noch weiter. Sie sollen sich ein wenig nach hinten biegen. Du kannst zusätzlich noch die Arme seitwärts ausstrecken, wenn du magst.

5. Senke die Hände und entspanne Finger und Arme.

Wofür es gut ist

Die *Blüte* verbessert die Durchblutung deiner Hände und Fingernägel. Sie löst Verspannungen in den Händen und hält die Finger beweglich. Die *Blüte* ist auch ein sehr gutes Training, wenn du deine Finger viel benutzt, vielleicht zum Malen, Zeichnen, Schreiben oder beim Spielen eines Musikinstrumentes.

Hinweis

Die *Blüte* kannst du auch im Stehen oder im Sitzen, z.B. auf einer Bank, einem Hocker oder einem Baumstamm, üben.

Nach der Übung tut es gut, die Hände kräftig zu schütteln. Stell dir vor, du willst Wassertropfen von den Fingern abschütteln. Danach fühlen sich deine Hände warm und entspannt an.

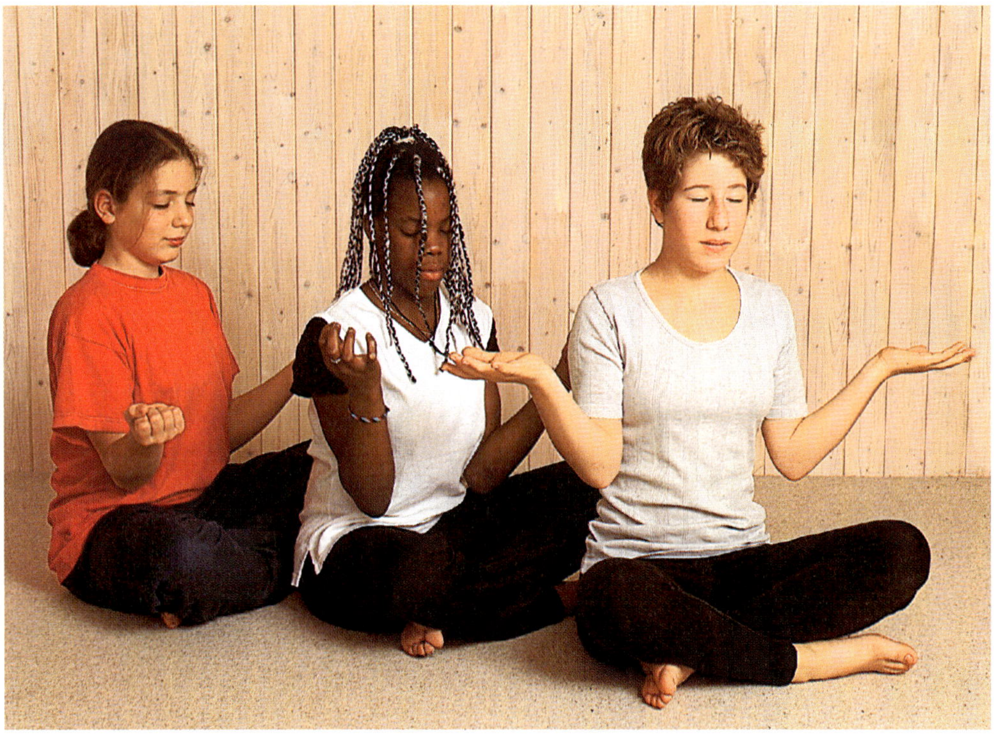

Die Blüte

Die halbe Kerze

So wird es gemacht

1 Lege dich auf den Rücken. Winkle die Beine an und stelle die Füße flach auf die Matte. Die Arme liegen dicht neben dem Körper, die Handflächen zeigen nach unten. Atme ruhig und gleichmäßig.

2. Ziehe erst ein Bein zur Brust heran, dann laß das andere folgen.

3. Strecke die Beine nacheinander. Die Füße sollen nun nach oben zeigen.

4. Gib mit den Beinen etwas Schwung, so daß deine Hüften von der Matte gehoben werden. Stütze die Hüften mit den Händen ab, die Daumen zeigen dabei nach vorn.

5. Stell dir vor, deine Beine sind die Hälfte einer großen Kerze, dein Oberkörper ist der Kerzenhalter. Bleib in dieser Haltung so lange, wie sie dir angenehm ist. Vergiß nicht, ruhig weiterzuatmen.

6. Lege deine Hände nacheinander auf die Matte zurück.

7. Drücke den Kopf auf die Matte und halte das Kinn hoch. Jetzt rollst du deinen Rücken *ganz langsam* auf die Matte zurück. Winkle die Beine an und stelle die Füße nacheinander ab. Entspanne dich.

Wofür es gut ist

Die *halbe Kerze* ist, genau wie die *Kerze* (S. 35), eine gute Übung für den ganzen Körper. Sie gehört zu den Umkehrhaltungen, die besonders für reine Haut und glänzende Haare sorgen.

Achtung!

Wenn du Schmerzen im Nacken oder Probleme mit den Augen hast, solltest du auf diese Übung verzichten.

Mädchen sollten keine Umkehrhaltungen üben, solange sie ihre Periode haben.

Hinweis

Bei der *Kerze* hältst du deinen Körper gerade und aufrecht. Die *halbe Kerze* erinnert an eine Kerze, die schon ein Stück weit heruntergebrannt ist.

Die halbe Kerze

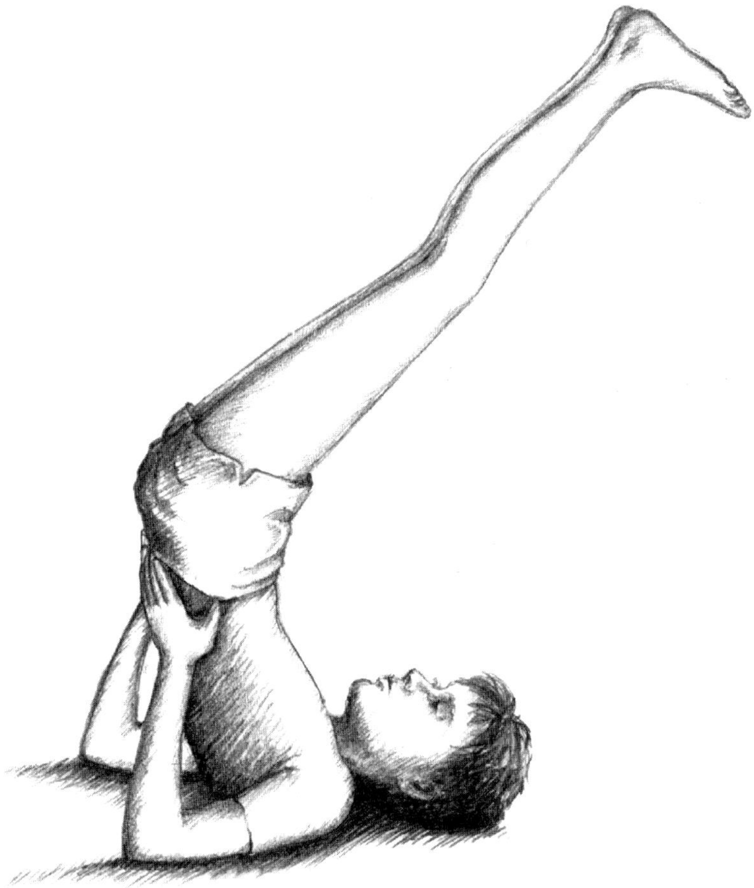

Die Heuschrecke

So wird es gemacht

1. Lege dich auf den Bauch, halte den Kopf gerade und stütze das Kinn auf die Matte. Die Beine liegen dicht nebeneinander. Die Arme sind gestreckt und liegen unter dem Körper. Balle die Hände zu Fäusten, der Daumen bleibt gerade. (Du kannst die Arme auch ausgestreckt neben den Körper legen.) Atme langsam und regelmäßig.

2. Beim *Ausatmen* hebst du ein Bein so hoch, wie du kannst. Halte das Bein dabei gestreckt. Drücke Kinn, Arme und Oberkörper fest auf die Matte.

3. Halte diese Stellung so lange, wie sie dir angenehm ist. Stell dir vor, du bist eine Heuschrecke, die sich anspannt, um im nächsten Moment loszuspringen. Atme langsam und ruhig weiter.

4. Senke das Bein langsam wieder auf die Matte und entspanne dich.

5. Wiederhole die Schritte 2 bis 4 mit dem anderen Bein.

Die Heuschrecke

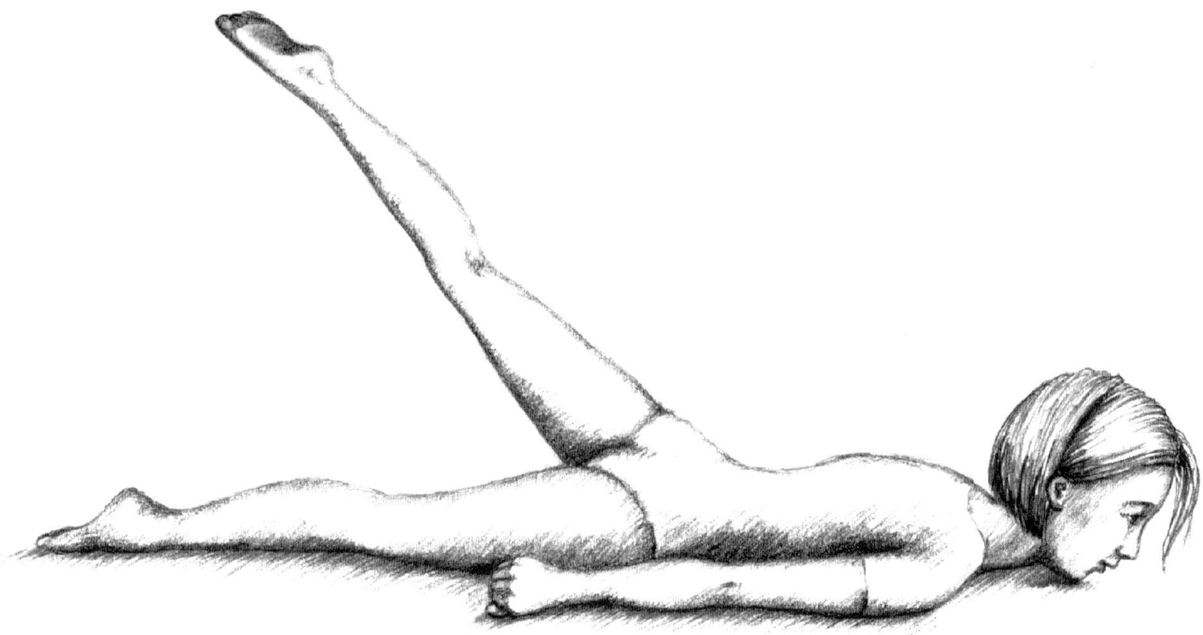

Die Heuschrecke – Variation

Variation

Bei dieser Variation der *Heuschrecke* hebst du beim *Ausatmen* beide Beine von der Matte. Atme so ruhig du kannst weiter, während du die Spannung hältst. Dann senkst du die Beine langsam wieder und ruhst dich aus.

Wofür es gut ist

Die *Heuschrecke* stärkt die Muskeln der Beine und des Rückens. Gleichzeitig werden die inneren Organe im Bauch behutsam massiert. Das hält sie gesund, und es fühlt sich außerdem angenehm an.

Hinweis

Heuschrecken gibt es in vielen Teilen der Erde. Besonders große und gefräßige Tiere leben in Afrika. Manchmal ziehen sie in großen Schwärmen umher und fressen alle Pflanzen auf, die sie auf ihrem Weg finden.

Wenn du die *Heuschrecke* geübt hast, ruh dich wie ein *gerolltes Blatt* (S. 43) aus. So entspannt sich dein Rücken besonders gut.

Die Heuschrecke – Variation

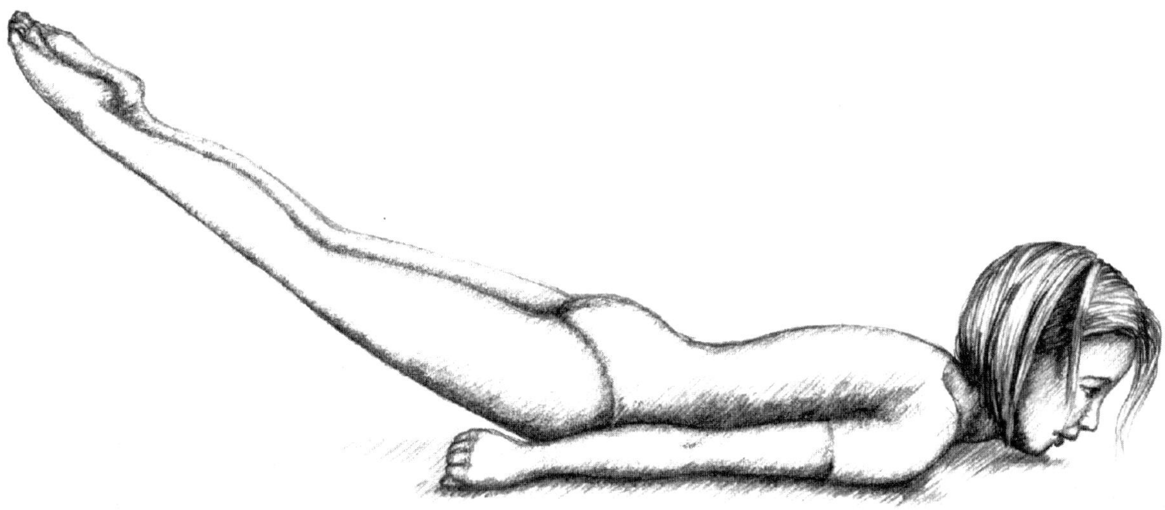

Der Fersensitz

So wird es gemacht

1. Knie dich auf die Matte. Die Beine liegen dicht nebeneinander, die Zehen zeigen nach hinten. Halte deinen Rücken aufrecht. Atme langsam und ruhig.

2. Senke den Po, bis du auf den Fersen sitzt. Du kannst dabei die Hände zu Hilfe nehmen.

3. Lege deine Hände auf die Oberschenkel, die Handflächen zeigen nach unten.

4. Bleib in dieser Haltung sitzen, so lange du sie bequem findest.

5. Komm langsam aus dem Fersensitz hoch und entspanne dich.

Variation

Bei dieser Form des *japanischen Fersensitzes* kniest du dich zuerst hin, dann öffnest du die Beine und setzt dich zwischen deine Füße.

Wofür es gut ist

Der *japanische Fersensitz* ist eine sehr stabile Sitzhaltung. Sie hilft dir, stillzusitzen und ruhig zu bleiben. Besonders, wenn du Atem-Übungen machst, ist ein ruhiger Sitz sehr wichtig.

Der *japanische Fersensitz* unterstützt die Entwicklung einer guten Haltung. Das ist für die Gesundheit des ganzen Körpers nützlich.

Hinweis

Denk einmal darüber nach, wie viele alltägliche Dinge du in dieser Sitzhaltung machen kannst. Es ist oft gar nicht nötig, auf einem Stuhl zu sitzen!

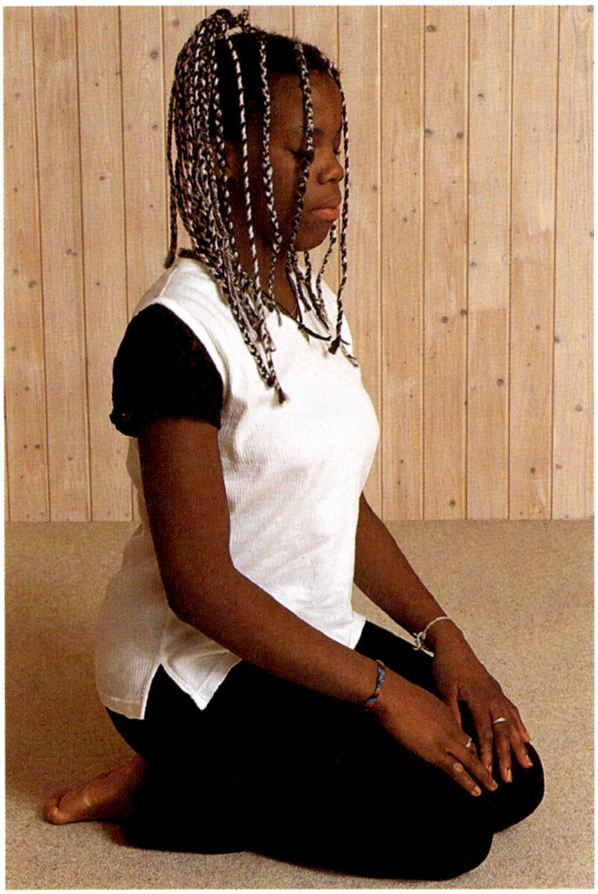

Der japanische Fersensitz

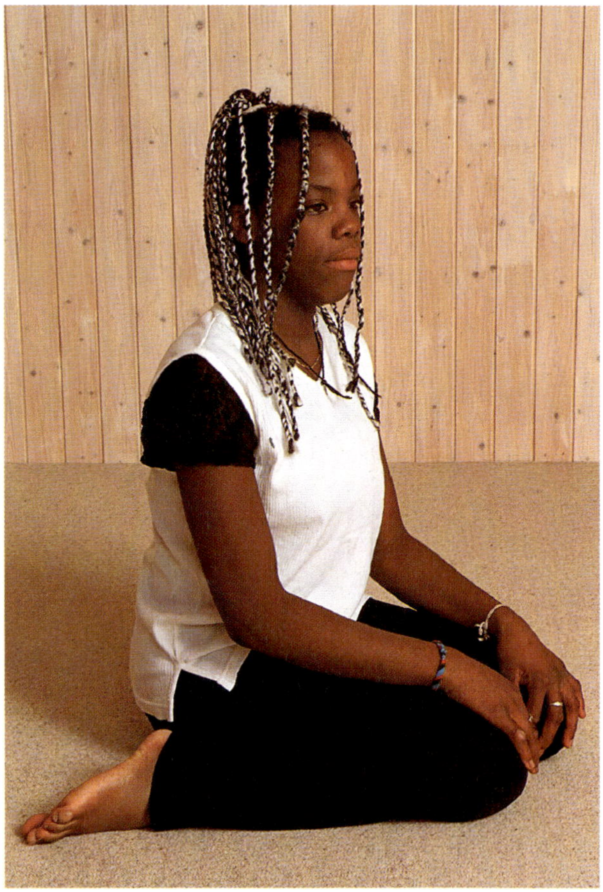

Der japanische Fersensitz – Variation

Der Knie-Druck

So wird es gemacht

1. Lege dich auf den Rücken und strecke die Beine aus. Die Arme liegen neben deinem Körper. Atme ruhig und gleichmäßig.

2. Winkle ein Bein an und ziehe es zum Bauch oder zur Brust hoch. Dann holst du das andere Bein nach. Umfasse deine Knie oder Unterschenkel mit den Händen und halte sie fest.

3. Bleib so lange in dieser Haltung, wie sie dir bequem ist. Atme dabei ruhig und gleichmäßig weiter.

4. Senke die Beine nacheinander wieder auf die Matte. Lege die Arme neben deinen Körper und entspanne dich.

Variation

Bei dieser Variation des *Knie-Drucks* ziehst du deinen Kopf zu den Knien hoch.

Bleib so lange in der Haltung, wie du sie angenehm findest. Dann kehre in die Rückenlage zurück und entspanne dich.

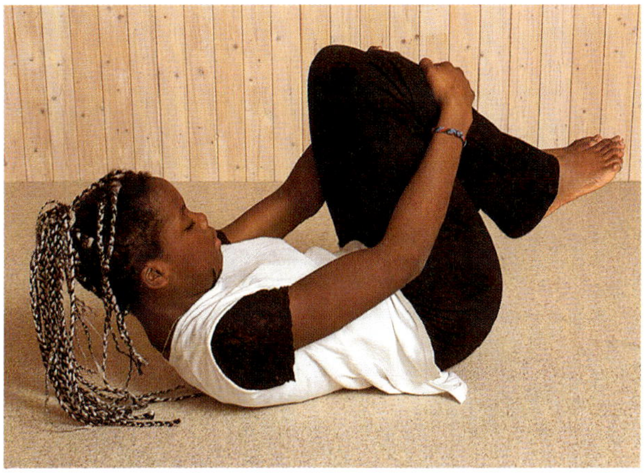

Der Kniedruck – Variation

Wofür es gut ist

Der *Knie-Druck* und seine Variation sind gute Übungen, um die Rückenmuskeln zu entspannen. Außerdem helfen sie bei Blähungen.

Der Kniedruck

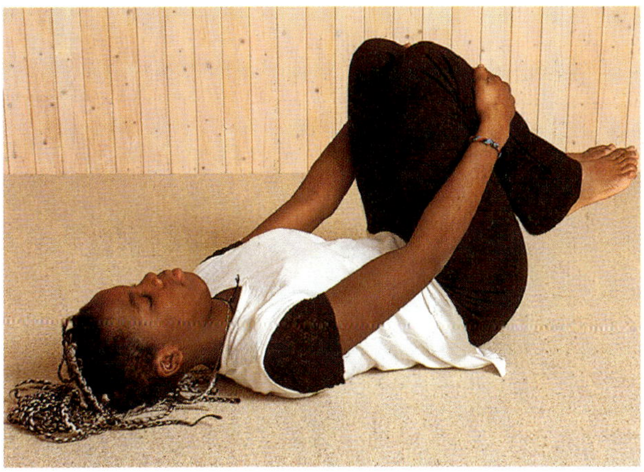

Hinweis

Wenn du Übungen gemacht hast, bei denen du den Rücken nach hinten biegst, z.B. die *Brücke* (S. 32), den *Fisch* S. 47) oder das *Rad* (S. 74), kannst du mit dem *Knie-Druck* deinen Rücken sehr gut entspannen.

Der Löwe

So wird es gemacht

1. Setz dich in den *japanischen Fersensitz* (S. 54) und atme dabei ganz langsam und ruhig.

2. Atme ein. Beim *Ausatmen* öffnest du deinen Mund weit und streckst die Zunge heraus. Gleichzeitig reißt du die Augen weit auf, als wärest du sehr überrascht. Spanne alle Muskeln in deinem Gesicht und auch in Armen und Händen an. Nun bist du ein gefährlicher Löwe.

3. Wenn du keine Luft mehr zum Ausatmen hast, ziehe die Zunge zurück und schließe den Mund. Schließe auch die Augen. Entspanne die Muskeln in deinem Gesicht, im Nacken, in den Armen und Händen. Atme ruhig weiter.

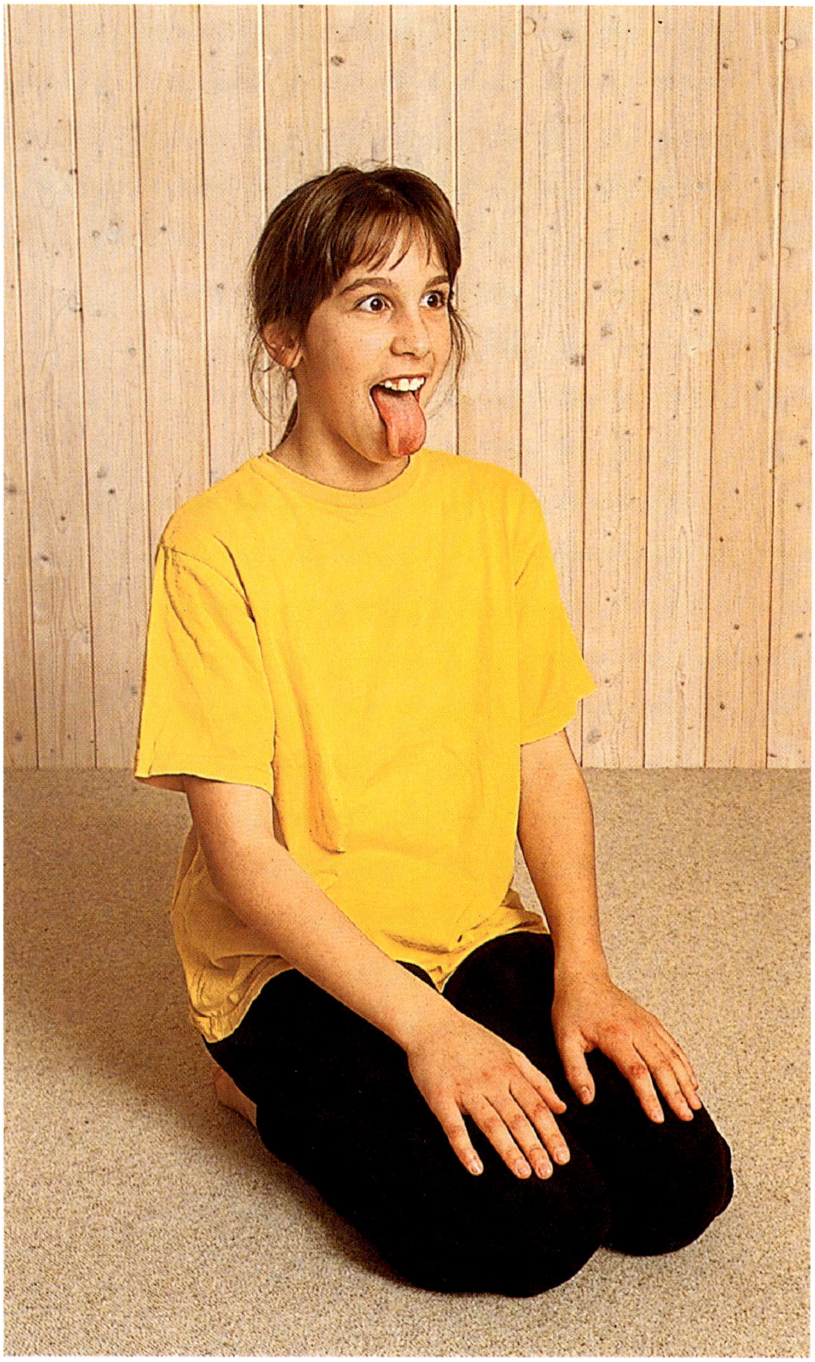

Der Löwe

Wofür es gut ist

Der *Löwe* hilft dabei, Verspannungen im Kiefer zu lösen. Viele Menschen haben solche Spannungen und wissen es nicht einmal. Wer immerzu die Zähne zusammenbeißt, kann leicht Kopfschmerzen bekommen oder seine Zähne schädigen. Wenn du den *Löwen* regelmäßig übst, tust du auch sehr viel für deine Stimme und für eine gute, tiefe Atmung.

Hinweis

Wenn du das Gefühl hast, daß sich Halsschmerzen ankündigen, übe den *Löwen* mehrmals am Tag. So kannst du die Halsschmerzen vermeiden oder wenigstens lindern.

Das Krokodil

So wird es gemacht

1. Lege dich auf den Rücken. Strecke die Arme zu den Seiten weg, so daß sie eine Verlängerung der Schultern bilden. Atme langsam und ruhig.

2. Winkle die Beine nacheinander an und stelle die Füße flach auf die Matte.

3. Ziehe die Knie zur Brust heran.

4. Beim *Ausatmen* drehst du die Beine *ganz langsam* zu einer Seite, bis sie auf der Matte liegen. Dabei drückst du Arme, Hände und Schultern fest auf den Boden. Du kannst den Kopf gerade liegenlassen oder ihn in entgegengesetzter Richtung zu den Beinen drehen.

5. Atme ein und ziehe die Beine wieder zur Mitte.

6. Beim *Ausatmen* läßt du die Beine nun zur anderen Seite sinken.

7. Atme ein und ziehe die Beine zur Mitte hoch.

8. Wiederhole diese langsamen Bewegungen so oft, wie sie dir angenehm sind.

9. Strecke die Beine aus und entspanne dich.

Wofür es gut ist

Das *Krokodil* ist eine sehr gute Übung zum Aufwärmen. Sie festigt und stärkt die Muskeln in Bauch und Rücken, und sie hilft dir, eine schlanke Taille zu behalten.

Hinweis

Besonders, wenn du das *Dreieck* (S. 71) oder den *Drehsitz* (S. 72 und 73) üben willst, solltest du dich mit dieser Übung aufwärmen.

Das Krokodil

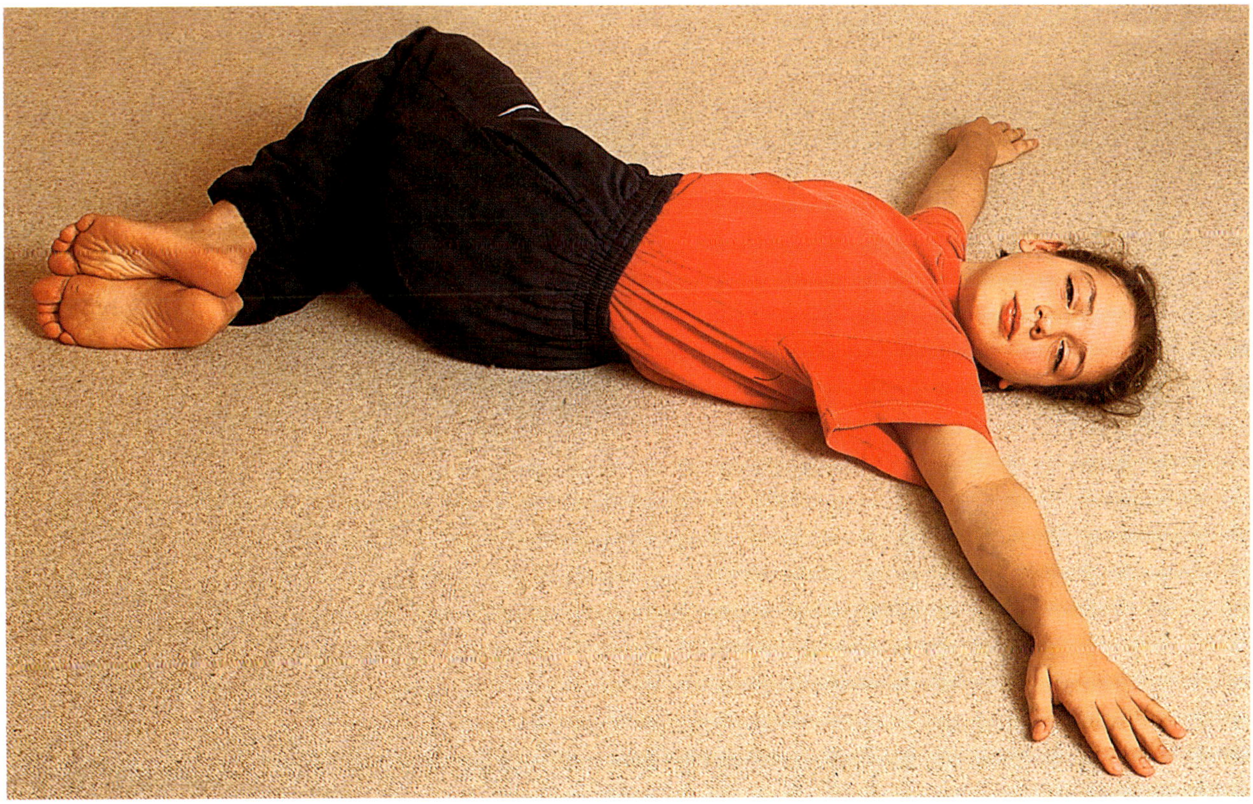

Der Lotus

So wird es gemacht

1. Setz dich auf die Matte, strecke die Beine gerade aus und halte den Rücken aufrecht. Atme ruhig und gleichmäßig.

2. Überkreuze deine Füße, winkle die Beine an und ziehe die Füße dann so nahe an den Körper heran, wie du kannst. Drücke die Knie zum Boden. Lege die Hände auf die Knie oder in den Schoß. Dies ist die *einfachste Form des Lotussitzes*.

3. Bleib in dieser Haltung sitzen, so lange du magst. Schließe die Augen oder laß sie offen. Stell dir vor, du bist eine schöne Blüte.

4. Strecke deine Beine und entspanne dich.

Variation

1. Du beginnst wieder aufrecht sitzend und mit gestreckten Beinen.
2. Winkle dein linkes Bein ab und lege den Fuß so hoch wie möglich auf deinen rechten Oberschenkel.

3. Jetzt winkle das rechte Bein ab und schiebe den Fuß in die Falte, die zwischen dem linken Unter- und Oberschenkel entstanden ist. Dies ist der *halbe Lotus*.

4. Bleib in dieser Haltung sitzen, so lange sie dir bequem ist. Du kannst die Augen schließen oder offen lassen. Stell dir vor, du bist eine Seerosenblüte, die auf einem klaren Teich schwimmt.

5. Nach einer Weile wechsle deine Beinstellung, so daß nun das rechte Bein oben liegt.

6. Strecke die Beine aus und entspanne dich.

Der einfache Lotussitz

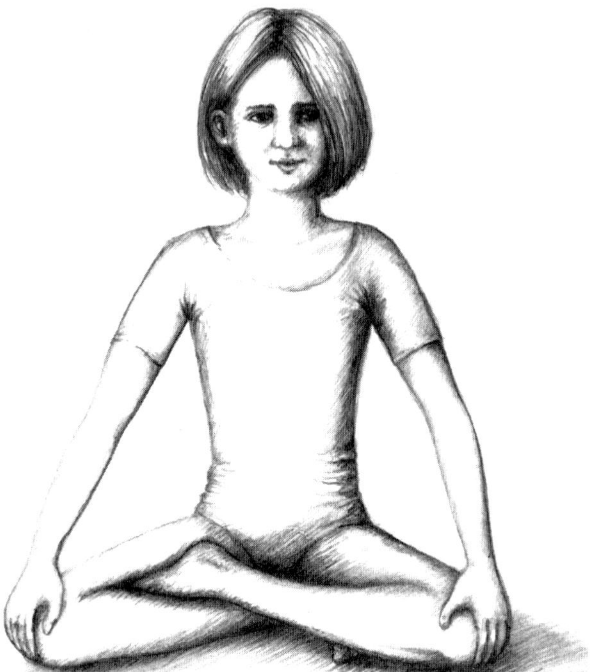

Der halbe Lotussitz

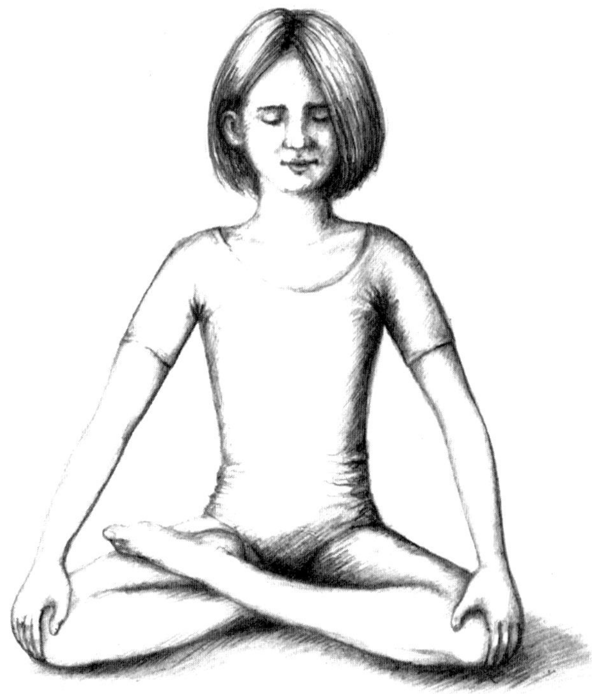

Der volle Lotussitz

1. Beginne wieder im Sitzen mit gestreckten Beinen.
2. Winkle ein Bein ab und lege den Fuß auf den Oberschenkel des anderen Beins.
3. Beuge nun das andere Bein und lege den Fuß auf den Oberschenkel des ersten Beins.
4. Bleib so lange in dieser Haltung, wie sie dir angenehm ist. Stell dir vor, du bist eine Lotusblüte.
5. Nach einer Weile kannst du die Beine wechseln.
6. Strecke die Beine aus und entspanne dich.

Der *volle Lotussitz* ist eine Übung für fortgeschrittene Yoga-Schüler, die schon sehr beweglich sind. Versuche *niemals*, deine Beine *mit Gewalt* in diese Position zu zwingen.

Lotus ist eine indische Seerosenart mit großen, rosa Blütenblättern.

Wofür es gut ist

Der *Lotussitz* ist eine sehr stabile Haltung, in der man lange sitzen kann. Sie hilft dir, stillzusitzen und ruhig zu bleiben. Wenn du Atem-Übungen machst, sind solche stabilen Sitzhaltungen besonders günstig. Sie unterstützen eine gute Haltung, die deiner Gesundheit und deinem Selbstbewußtsein nutzt.

Der volle Lotussitz

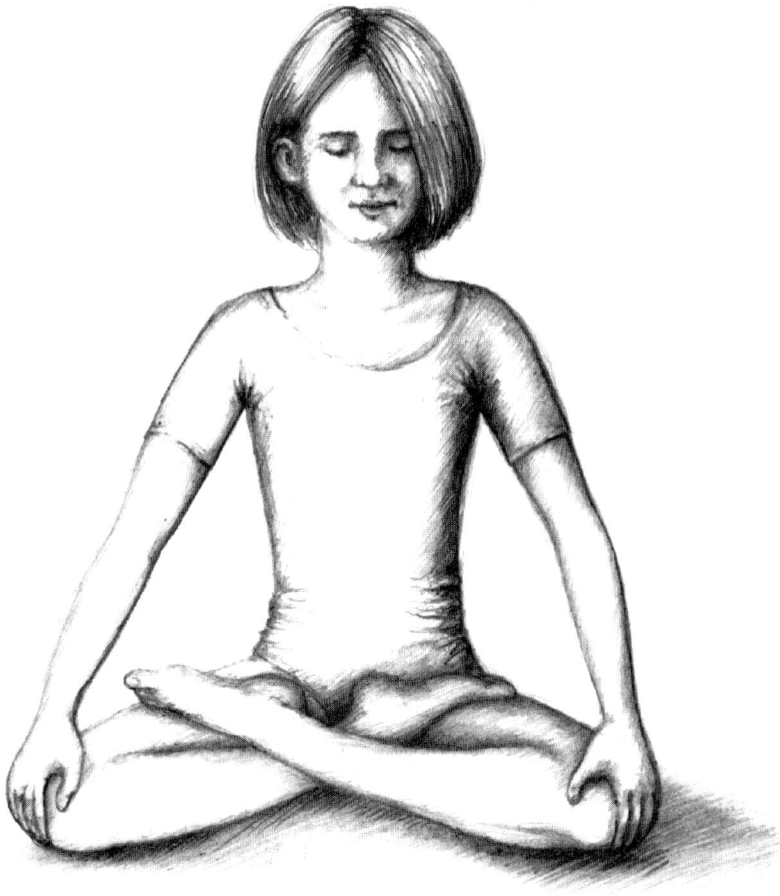

Hinweis

Der *einfache Lotussitz* ist dir sicherlich auch als «Schneidersitz» bekannt. Er trainiert die langen, bandförmigen Muskeln in den Oberschenkeln, die auch *Sartorius*-Muskeln genannt werden (vom lateinischen Wort *sartor*, das «Schneider» bedeutet). Der Sartorius-Muskel ist der längste Muskel des Körpers, er wird zum Beugen der Knie gebraucht.

Der Berg

So wird es gemacht

1. Setz dich mit geradem Rücken und gekreuzten Beinen auf den Boden. Du kannst eine der *Lotus*-Haltungen wählen (S. 58 und 59). Atme ruhig und gleichmäßig.

2. Atme ein und strecke dabei die Hände weit über den Kopf. Die Arme bleiben dicht neben den Ohren, die Fingerspitzen zeigen nach oben. Presse die Handflächen fest zusammen und halte den Kopf ganz gerade.

3. Schließe die Augen und stell dir vor, deine Hände wären der Gipfel eines Berges, der mächtig und stark zum Himmel aufragt.

4. Bleib in dieser Haltung, so lange sie dir angenehm ist. Atme dabei ruhig und gleichmäßig weiter.

5. Senke die Arme und entpanne deine Hände.

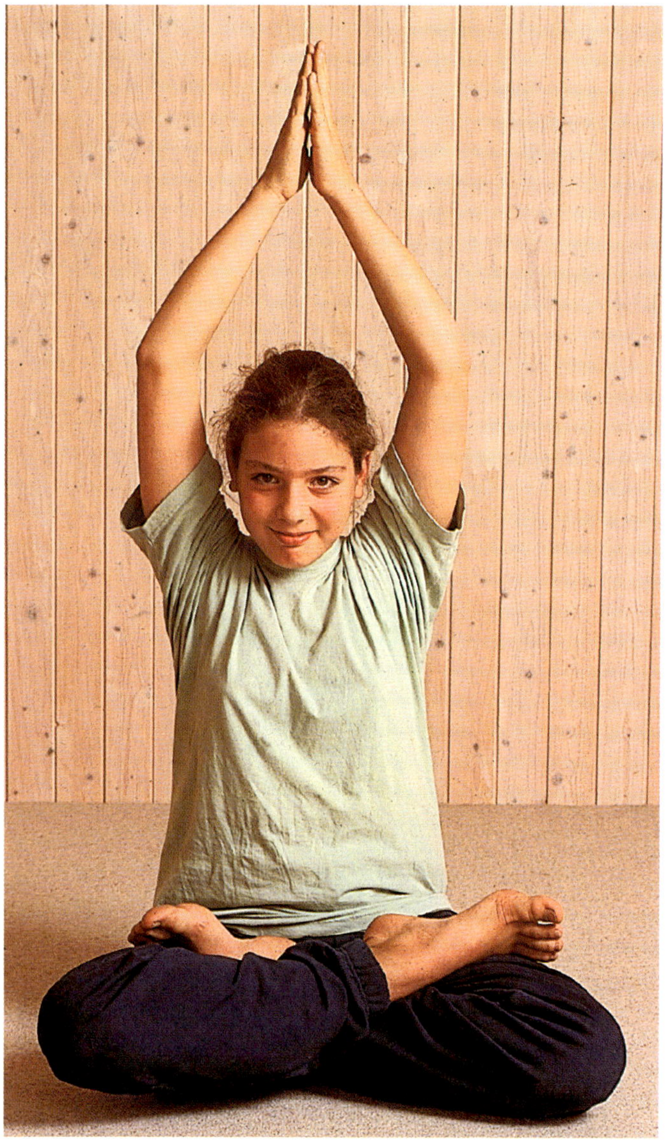

Wofür es gut ist

Der *Berg* hält die Muskeln in deinem Bauch, Rücken und den Armen fest und gesund. Er hilft dir, tiefer und besser zu atmen, und unterstützt auch deinen Blutkreislauf.

Hinweis

Den *Berg* kannst du auch im Stehen, im *japanischen Fersensitz* (S. 54) oder einfach im Sitzen auf einer Bank, einem Hocker oder einem Baumstamm üben.

Mach diese Übung immer dann, wenn du dich gründlich recken und strecken möchtest, z.B. nachdem du lange am Schreibtisch oder am Computer gesessen hast.

Der Berg

Das Versteck

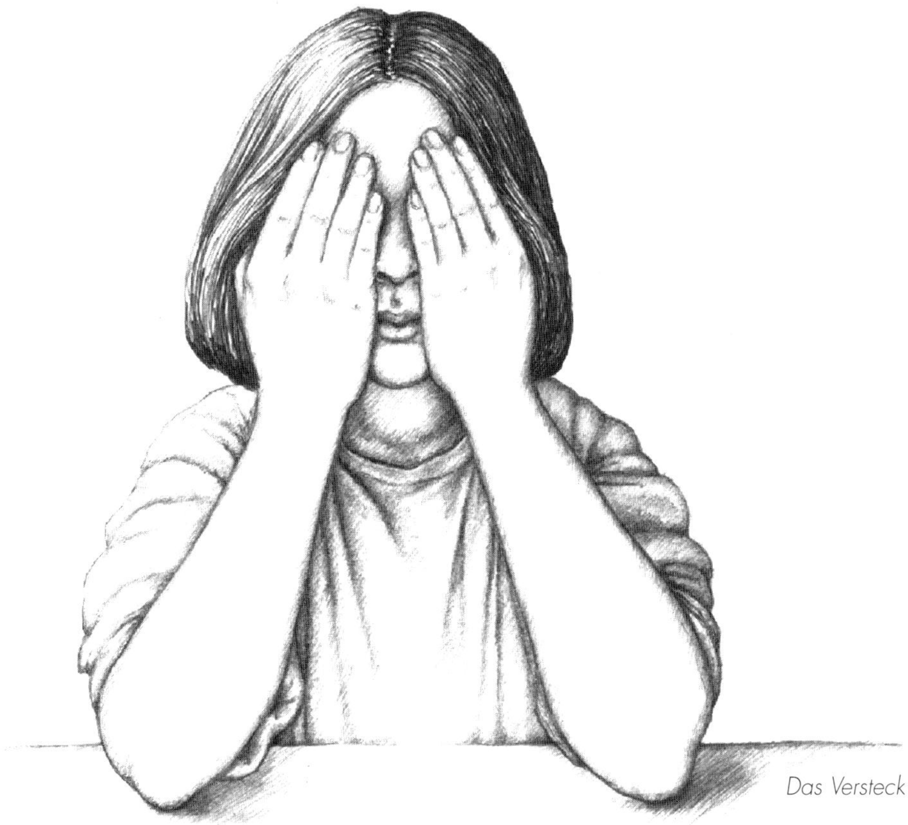

Das Versteck

So wird es gemacht

1. Setz dich aufrecht an einen Tisch, an dem du bequem die Ellenbogen aufstützen kannst. Atme langsam und gleichmäßig.

2. Reibe zuerst deine Handflächen kräftig aneinander, bis sie ganz warm sind.

3. Lege deine Hände *sanft* auf deine geschlossenen Augen, so daß kein Licht durch sie dringt. Die Finger sind geschlossen und liegen auf deiner Stirn.

4. Bleib etwa eine Minute ganz ruhig so sitzen. Atme ruhig weiter und fühle, wie sich deine Augen in der Dunkelheit entspannen.

5. Laß die Augen geschlossen und wiederhole die Schritte 2 bis 4 noch einmal, wenn du magst. Sonst gehst du weiter zu Schritt 6.

6. Spreize die Finger, so daß Licht hindurchfällt, und öffne die Augen. Entspanne deine Hände und Arme. Zwinkere einige Male mit den Augen.

Wofür es gut ist

Das *Versteck* ist eine sehr nützliche Übung, um angestrengte Augen auszuruhen. Nicht nur die Augen, sondern der ganze Körper finden dabei neue Kraft. Außerdem verbessert die Übung die Konzentration.

Hinweis

Übe das *Versteck* tagsüber einfach zwischendurch, vielleicht wenn du lange gelesen, geschrieben, gerechnet oder auf einen Computer-Bildschirm geschaut hast.

Wenn du deine Ellenbogen nicht aufstützen kannst, übe das *Versteck* im Stehen oder im Liegen.

Das Kaninchen

So wird es gemacht

1. Setz dich auf deine Fersen, die Zehen zeigen nach hinten. Atme langsam und gleichmäßig.

2. Beuge dich nach vorn und lege die Stirn vor deinen Knien auf die Matte.

3. Jetzt hebe *vorsichtig* den Po von den Fersen ab und rolle dabei den Kopf vor, bis deine Schädeldecke auf der Matte liegt. Dein Kopf soll aber *nicht* das Gewicht deines Oberkörpers tragen. Umfasse mit den Händen deine Fersen oder Fußknöchel.

4. Bleibe anfangs nur einige Sekunden in dieser Stellung. Wenn du die Übung sicher beherrschst, kannst du die Position auch länger halten. Stell dir vor, du bist ein schlafendes Kaninchen.

5. Senke zuerst ganz *langsam* deinen Po wieder auf die Fersen. Laß den Kopf noch einen Moment lang auf dem Boden ruhen. Dann setze dich *langsam* auf.

Wofür es gut ist

Das *Kaninchen* regt die Durchblutung deines Kopfes und Gesichts an. Darum hilft es dir, eine gesunde Haut und schöne Haare zu behalten. Es ist auch eine gute Entspannungsübung.

Hinweis

Manchmal wird diese Übung auch *Hase* genannt. Kennst du die Geschichte vom Hasen und dem Igel? Wenn nicht, bitte doch deine Eltern oder einen Lehrer, sie dir herauszusuchen, oder frage in der Bibliothek danach.

Das Kaninchen

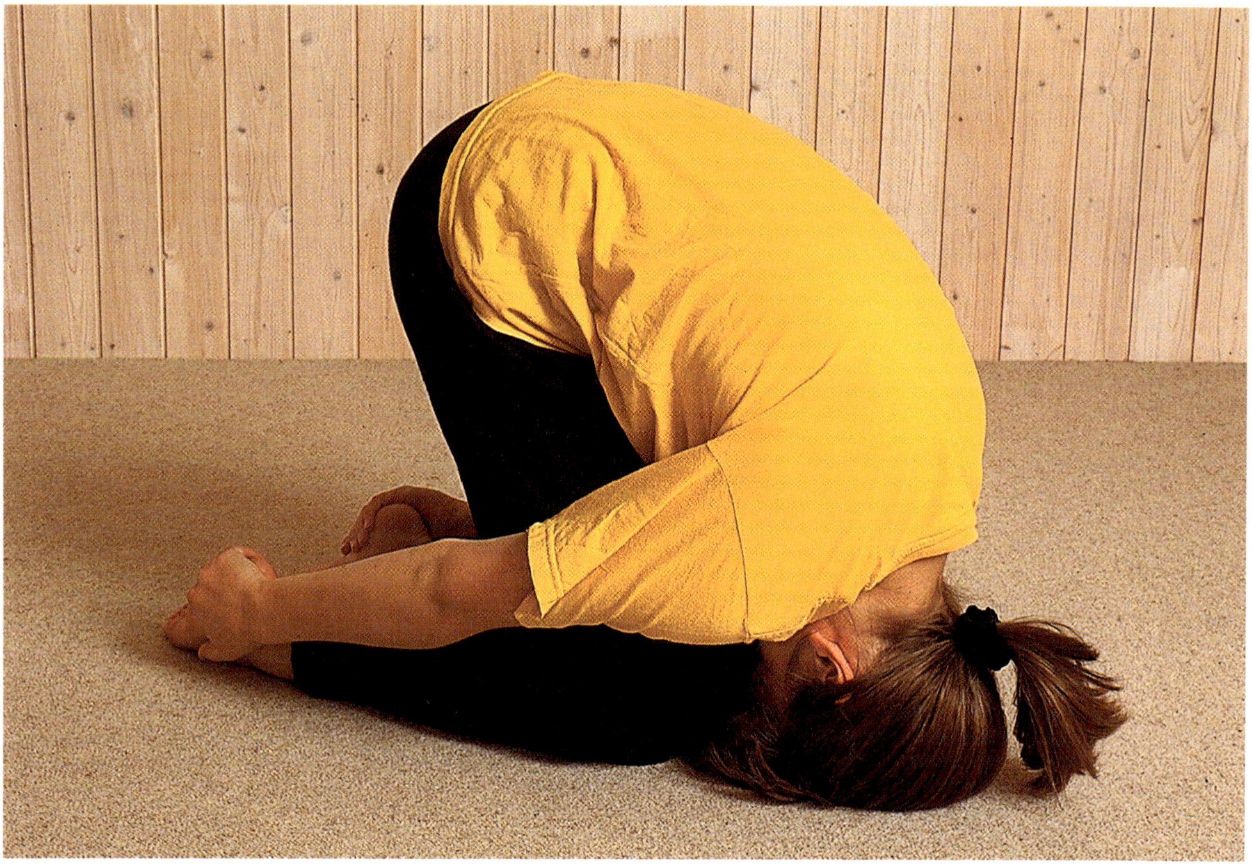

DIE STOFFPUPPE

So wird es gemacht

1. Stell dich aufrecht hin. Die Arme hängen seitlich am Körper herab. Atme langsam und ruhig.

2. Beuge den Kopf vor und drücke das Kinn auf die Brust.

3. Laß die Schultern nach vorn fallen. Arme und Hände hängen herab, spanne sie nicht an.

4. Jetzt rolle deinen Oberkörper langsam nach vorn ab. Stell dir vor, deine Arme sind ganz schwer und ziehen den Oberkörper nach unten, bis er locker herabhängt. Laß auch die Arme hängen.

5. Jetzt bist du eine weiche, schlenkernde Stoffpuppe. Bleib so lange in dieser Stellung, wie du sie angenehm findest. Atme dabei ruhig und gleichmäßig.

6. Rolle deinen Körper ganz langsam von unten nach oben auf, bis du wieder aufrecht stehst.

7. Setze oder lege dich hin und entspanne dich.

Wofür es gut ist

Die *Stoffpuppe* ist eine sehr gute Übung, um den ganzen Körper zu entspannen.

Hinweis

Auch zum Abkühlen nach dem Üben ist die *Stoffpuppe* gut geeignet. Machst du diese Übung am Abend, kannst du viel leichter und entspannter einschlafen.

Wenn du mit hängendem Oberkörper dastehst (Schritt 5 der Anleitung), stell dir vor, wie alle Müdigkeit aus deinem Körper heraustropft. Bei jedem Ausatmen schickst du ein unangenehmes Gefühl von dir fort. Und bei jedem Einatmen strömen schöne Gefühle in deinen Körper: Mut, Gesundheit, Freude. Du kannst natürlich auch andere, ganz eigene Gedankenbilder finden.

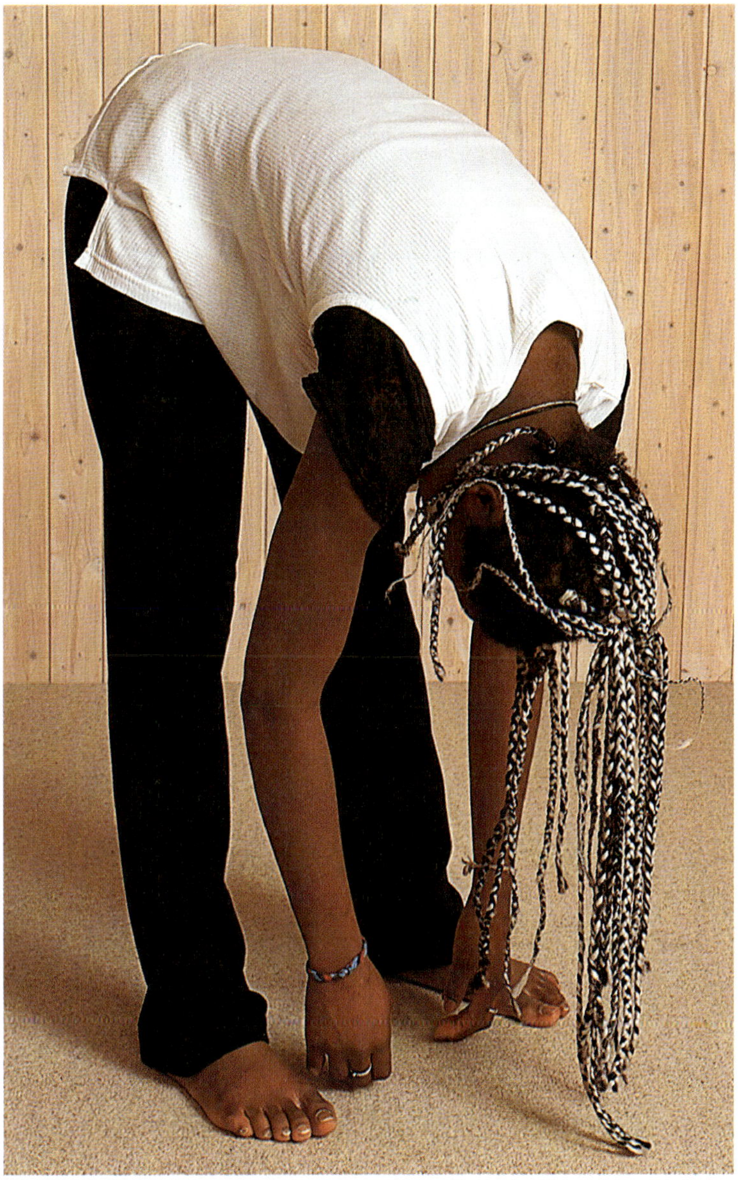

Die Stoffpuppe

Die Rutsche

So wird es gemacht

1. Setz dich aufrecht hin und strecke die Beine vor dir aus. Stütze die Hände hinter dir auf die Matte, die Fingerspitzen zeigen nach hinten. Atme langsam und ruhig.

2. Drücke deine Handflächen auf den Boden und hebe den Körper an. Achte darauf, die Hüften hochzuhalten. Beuge *vorsichtig* deinen Kopf nach hinten. Dein Gewicht liegt jetzt auf deinen Händen und Füßen. Vom Kopf bis zu den Füßen soll dein Körper ganz gerade sein, wie eine schräge Rutsche auf dem Spielplatz.

3. Halte diese Position so lange, wie sie dir angenehm ist. Atme dabei gleichmäßig weiter.

4. Senke den Körper wieder auf die Matte und kehre in die Ausgangsposition zurück. Entspanne deine Arme und Hände und ruhe dich aus.

Wofür es gut ist

Die *Rutsche* stärkt deine Arme und Beine, aber auch die Muskeln in Bauch und Rücken.

Hinweis

Nach Übungen, bei denen der Rücken gedehnt wird, z.B. beim *Pflug* (S. 75), tut die *Rutsche* besonders gut.

Im *Gruß an die Sonne* findest du eine andere Form der *Rutsche* (S. 22 unten), bei der der Rücken nach oben zeigt.

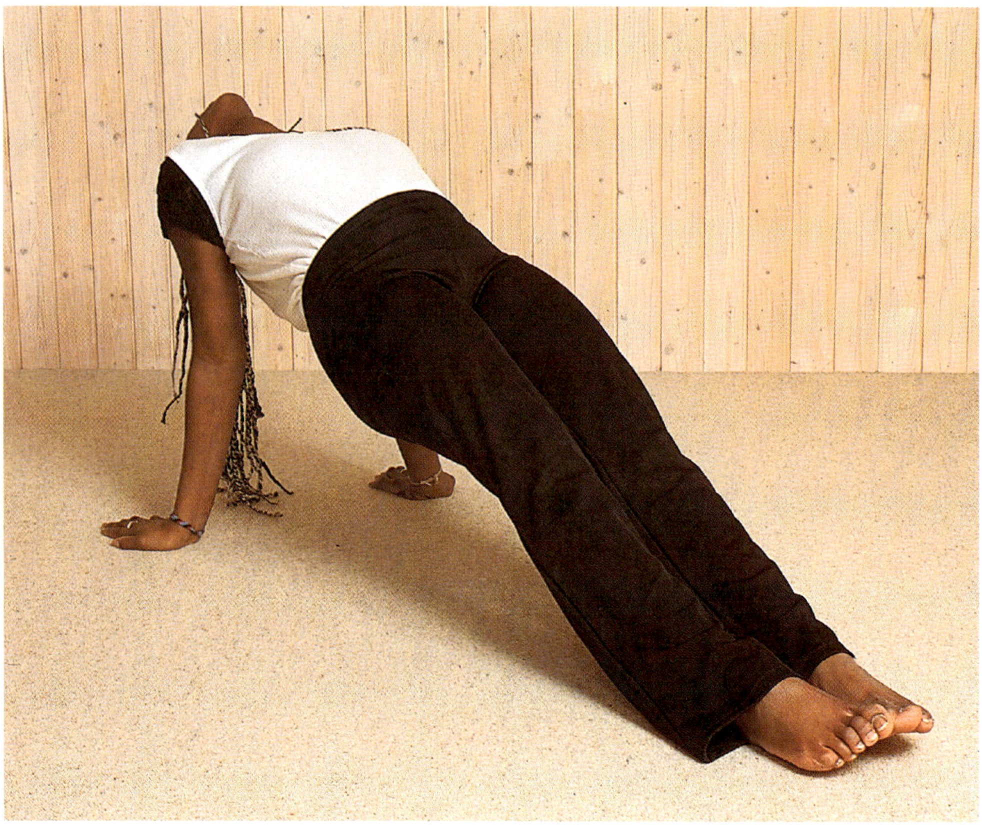

Die Rutsche

DER FROSCH

So wird es gemacht

1. Du stehst aufrecht, die Beine sind leicht gegrätscht und die Arme hängen locker herab.

2. Atme ein und hebe dabei die Arme bis auf Höhe der Schultern. Gleichzeitig hebst du dich auf die Zehenspitzen.

3. Atme wieder aus, senke dabei die Arme, winkle die Beine an und geh tief in die Hocke. Wenn du kannst, laß deine Füße mit der ganzen Fußsohle auf der Matte stehen.

4. Bleib so lange in der Hocke sitzen, wie dir diese Haltung angenehm ist. Atme dabei langsam und ruhig weiter.

5. Kehre in die Ausgangsposition zurück. Setze oder lege dich hin und entspanne dich.

Wofür es gut ist

Diese Übung hilft deinem Rücken, gesund zu bleiben. Sie hält die Gelenke deiner Hüften, Knie und Fußknöchel beweglich und regt den Stoffwechsel an.

Hinweis

Überleg einmal, wie viele Dinge du in der Hocke tun kannst. Es ist gar nicht nötig, immer zu stehen oder sich zu bücken. Du kannst beim Schuheputzen hocken, beim Aufräumen einer niedrigen Schublade, aber auch beim Reden mit Freunden auf dem Spielplatz.

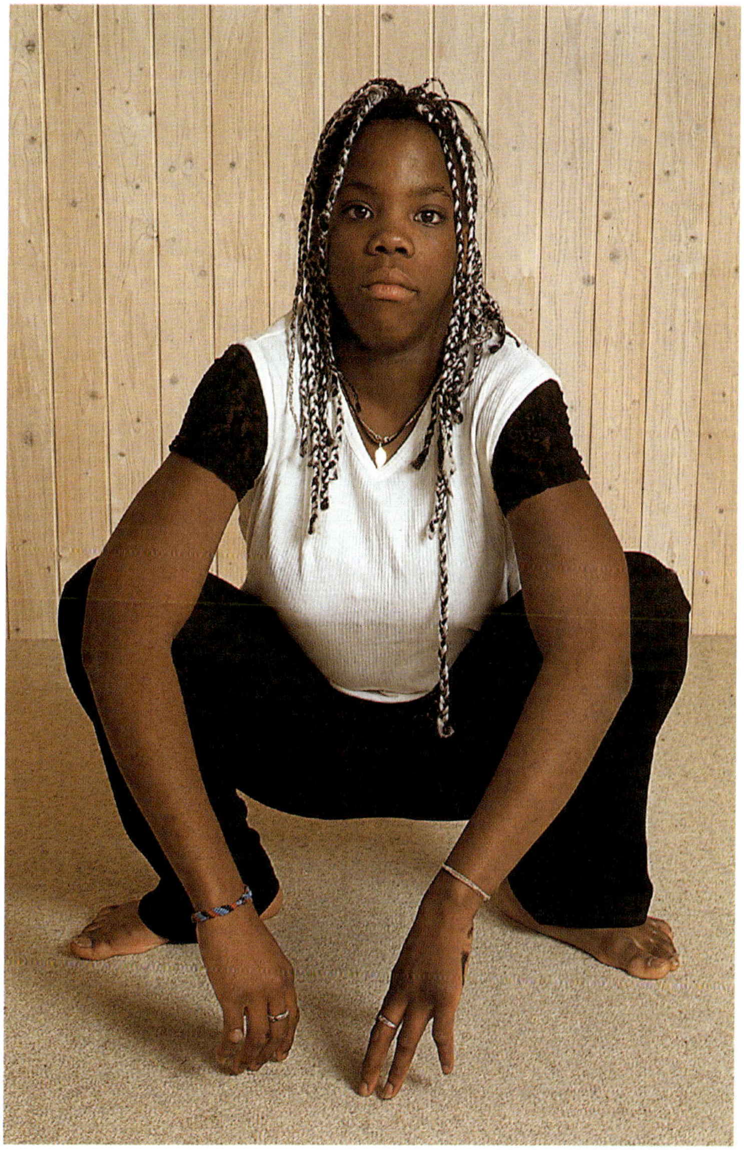

Der Frosch

Der Stern

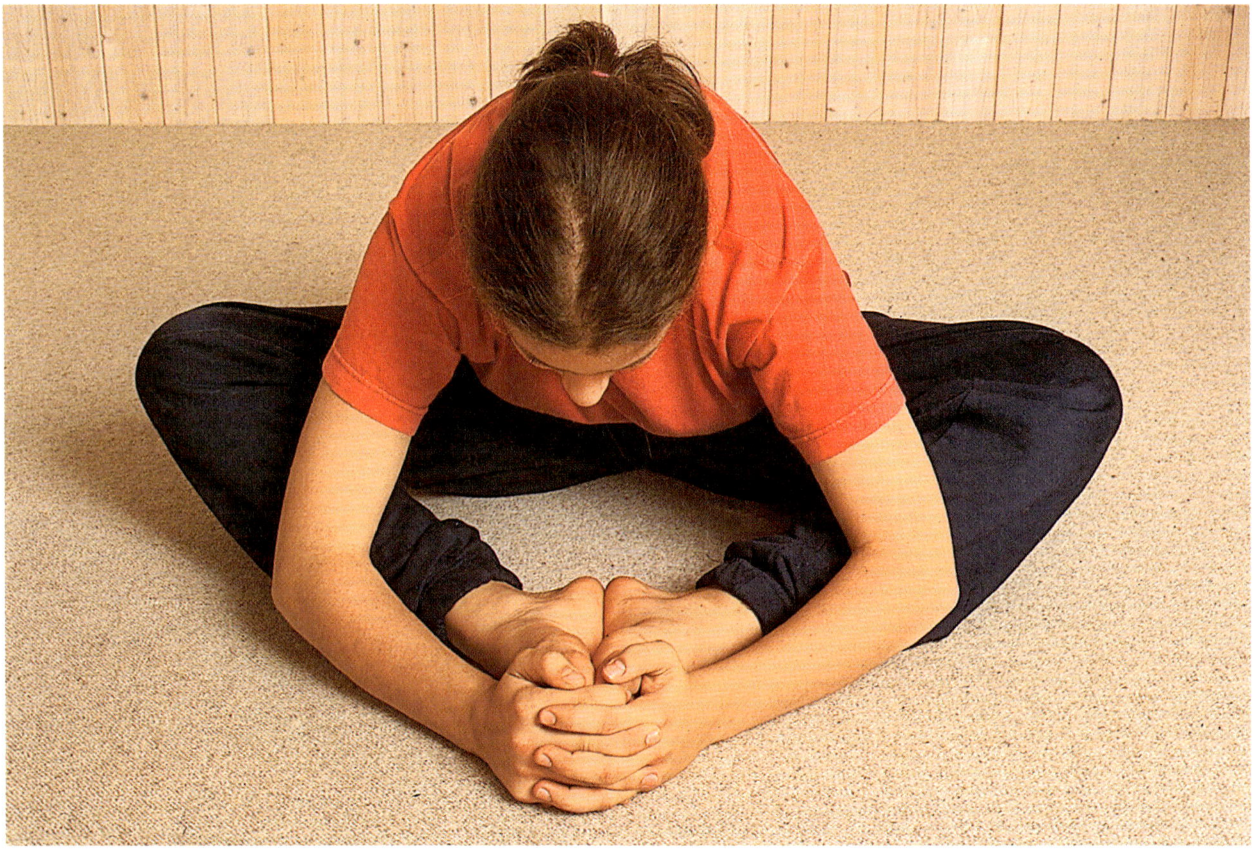

Der Stern

So wird es gemacht

1. Sitz aufrecht und strecke die Beine aus. Atme langsam und ruhig.

2. Winkle ein Bein ab und lege die Fußsohle an das Knie des gestreckten Beines.

3. Beuge jetzt auch das andere Bein, so daß sich deine beiden Fußsohlen berühren. An dieser Stelle sollen die Füße während der ganzen Übung bleiben. Drücke die Knie leicht zur Matte hinab.

4. Umfasse deine Füße mit den Händen und halte sie fest.

5. Beuge dich beim *Ausatmen* langsam nach vorn, der Kopf zielt zu den Füßen. Spanne deinen Nacken nicht an.

6. Bleib so lange in dieser Haltung, wie sie dir angenehm ist. Schließe die Augen und atme gleichmäßig. Stell dir vor, Kopf, Knie und Ellenbogen sind die fünf Zacken eines Sterns.

7. Kehre langsam in die Ausgangsposition zurück. Öffne die Augen und entspanne dich.

Wofür es gut ist

Der *Stern* ist eine sehr gute Übung, um die Muskeln auf den Innenseiten der Oberschenkel zu stärken und zu festigen. Die Übung hält die Gelenke deiner Hüften, Knie und Füße beweglich. Sie trainiert auch die Wirbelsäule und die Muskeln des Rückens.

Hinweis

Gute Übungen, um sie nach dem *Stern* zu turnen, sind die *Brücke* (S. 32) und die *Rutsche* (S. 64). Beide dehnen die Muskeln auf der entgegengesetzten Seite deines Körpers.

Der Storch

So wird es gemacht

1. Stell dich aufrecht hin, die Füße dicht nebeneinander. Atme langsam und ruhig.

2. Verlagere dein Gewicht auf ein Bein. Winkle das andere Bein ab, die Zehen zeigen nach hinten. Hebe die Arme, laß die Handgelenke aber locker. Wenn du magst, kannst du die Arme auch hängen lassen.

3. Jetzt bist du ein Storch, der auf einem Bein steht. Deine Arme sind die Flügel. Bleib in dieser Haltung stehen, so lange du kannst. Atme dabei gleichmäßig weiter.

4. Kehre in die Ausgangsposition zurück und ruh dich einen Moment lang aus.

5. Wiederhole die Übung, winkle aber diesmal das andere Bein ab. Entspanne dich nach der Übung im Sitzen oder im Liegen.

Wofür es gut ist

So wie der *Adler* und andere Gleichgewichtsübungen auch, trainiert der *Storch* deine Konzentration und Körperbeherrschung.

Hinweis

Bei Gleichgewichtsübungen wie dem *Storch* ist es oft eine Hilfe, wenn du dich mit den Augen an einem Bild, einer Pflanze oder einem Möbelstück «festhältst». Konzentriere dich auf die langsame, gleichmäßige Atmung, dann verliorst du auch nicht so leicht die Balance.

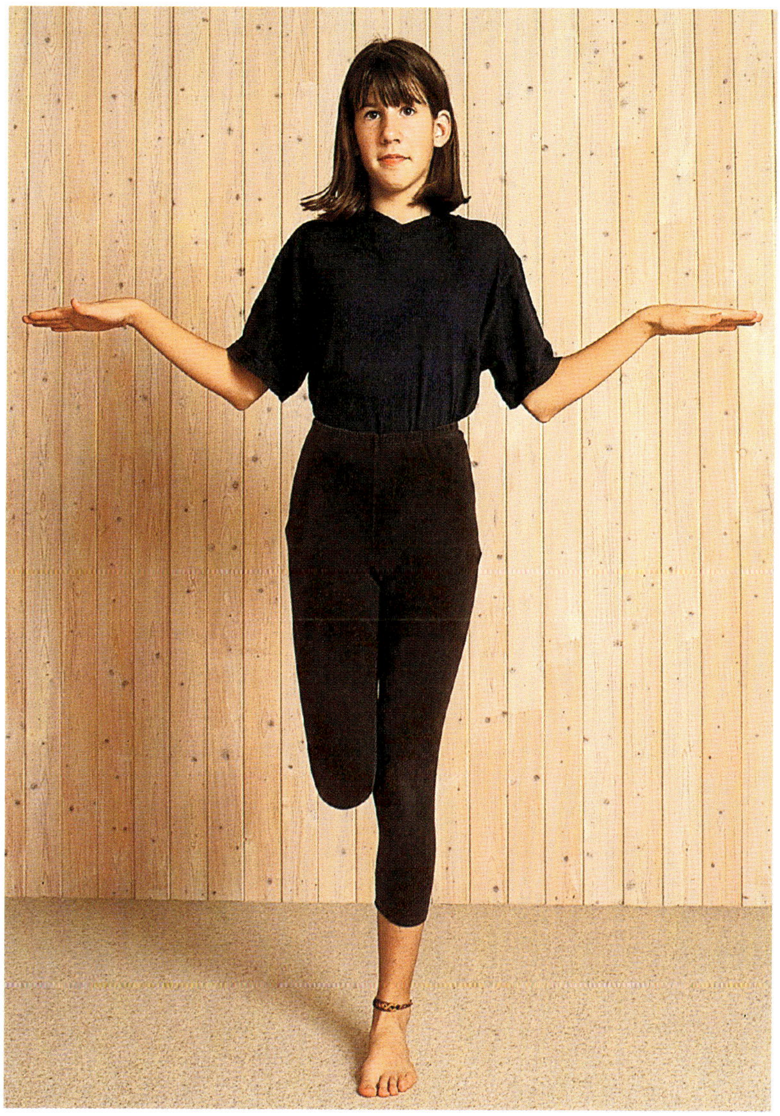

Der Storch

Die Schildkröte

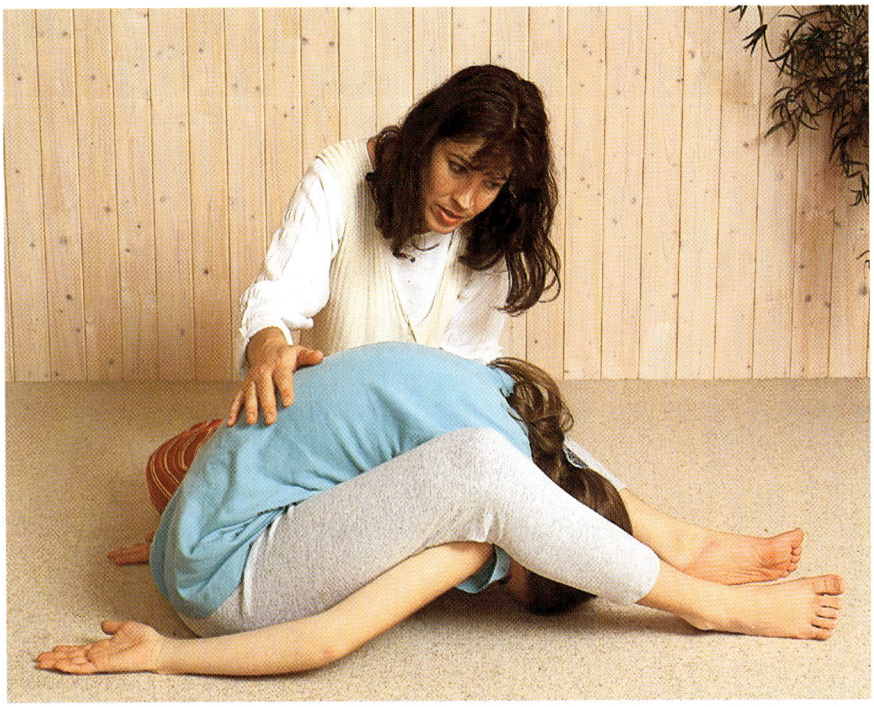

Die Schildkröte

So wird es gemacht

1. Setz dich aufrecht auf den Boden. Strecke die Beine aus und grätsche sie. Atme langsam und ruhig.

2. Ziehe einen Fuß gerade so weit zu dir heran, daß die Fußsohle flach auf der Matte steht. Laß den zweiten Fuß folgen.

3. Beim *Ausatmen* beugst du dich langsam vor und streckst die Hände nach den Füßen aus. Halte den Rücken dabei weiterhin gerade. Laß den Kopf nach vorn sinken und entspanne den Nacken.

4. Winkle die Arme ab und schiebe sie unter den Oberschenkeln durch. Die Handflächen sollen dabei nach oben zeigen. Atme gleichmäßig weiter.

5. Wenn du diese Haltung erreicht hast, strecke deine Beine *ganz vorsichtig* so weit aus, wie du kannst.

6. Bleib so lange in dieser Haltung, wie du sie angenehm findest. Schließ die Augen und stell dir vor, du bist eine Schildkröte. Dein Rücken ist der Panzer, deine Arme und Beine sind die Füße der Schildkröte.

7. Winkle die Beine an und ziehe die Arme unter den Oberschenkeln hervor. Setz dich aufrecht hin, dann lege dich zum Entspannen auf die Matte.

Wofür es gut ist

Die *Schildkröte* dehnt deine Wirbelsäule, deine Arme und Beine. So bleiben diese Körperteile gesund und beweglich.

Hinweis

Die *Schildkröte* ist eine Übung für Fortgeschrittene, die schon längere Zeit Yoga üben. Versuche *niemals mit Gewalt*, deinen Körper in diese Position zu zwingen!

Schildkröten gehören zu den Reptilien. Einige Arten leben an Land, andere im Wasser.

Der Schwan

So wird es gemacht

1. Lege dich auf den Bauch. Dreh den Kopf zur Seite. Die Arme ruhen seitlich neben dem Körper. Atme langsam und ruhig.

2. Drehe den Kopf, bis die Stirn auf der Matte liegt. Schiebe die Hände unter die Schultern. Die Arme bleiben ganz dicht am Körper.

3. Beim *Einatmen* beugst du dich *ganz langsam und vorsichtig* nach hinten. Zuerst berührst du die Matte mit deiner Nase, dann mit dem Kinn. Nun setzt du die Bewegung langsam fort, bis dein Körper einen schönen Bogen bildet. Jetzt hast du die *Kobra*-Position erreicht (S. 37).

4. Winkle die Beine ab und bewege die Füße auf deinen Kopf zu. Wenn du kannst, beuge den Kopf *vorsichtig* noch ein Stück weiter nach hinten und berühre ihn mit den Füßen.

5. Jetzt bist du ein schöner Schwan, der langsam auf einem ruhigen, kristallklaren See dahinsegelt. Schließe die Augen und atme ruhig. Bleib in dieser Stellung nur so lange, wie du dich wirklich wohl fühlst.

6. Senke die Beine wieder auf die Matte. Lege dich *langsam* wieder in die Ausgangsposition. Zuerst senkst du den Bauch auf die Matte, danach die Brust, dann das Kinn, die Nase und die Stirn.

7. Drehe den Kopf zur Seite, lege die Arme neben deinen Körper und ruhe dich aus.

Wofür es gut ist

Der *Schwan* ist eine großartige Übung, um deine Wirbelsäule beweglich und gesund zu halten. Auch die Gelenkigkeit der Schultern, Ellenbogen und Handgelenke wird trainiert, sie werden stark und elastisch. Der vordere Teil des Körpers wird bei dieser Übung gedehnt. Dadurch wird der Bauch fest und die Taille bleibt schlank.

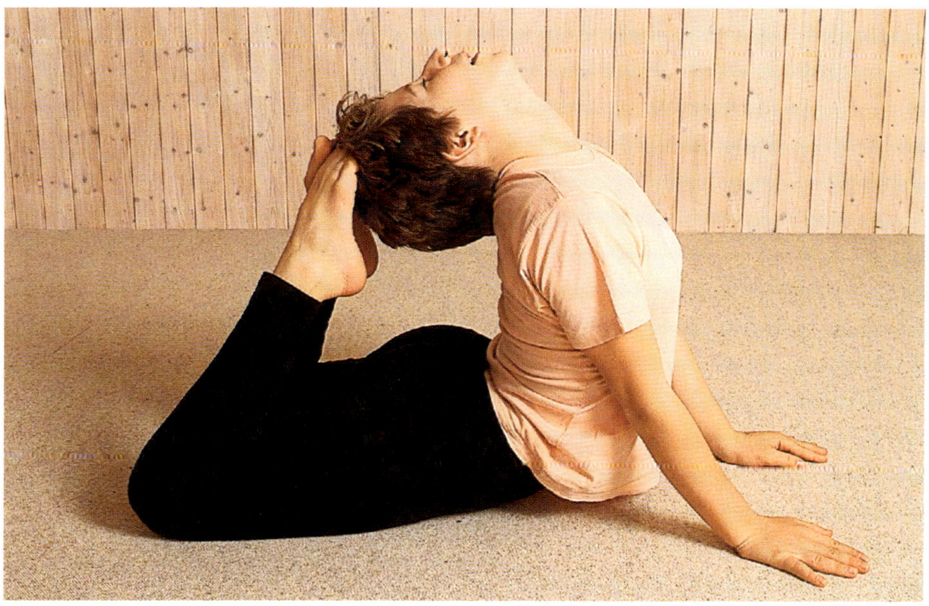

Hinweis

Der *Schwan* ist eine Übung für Fortgeschrittene. Versuche *nie mit Gewalt*, deinen Körper in diese Position zu bringen. Probiere sie erst, wenn dein Körper wirklich gelenkig ist.

Der Schwan

Der Baum

So wird es gemacht

1. Du stehst aufrecht. Die Füße sind geschlossen, die Arme hängen seitlich herab. Atme langsam und gleichmäßig.

2. Hebe nun einen Fuß an und stelle die Fußsohle gegen den inneren Oberschenkel des anderen Beins. Du kannst die Hände zu Hilfe nehmen.

3. Strecke die Arme hoch über den Kopf. Presse die Handflächen fest zusammen, die Fingerspitzen zeigen nach oben.

4. Nun bist du eine hohe, starke Tanne. Der Fuß, auf dem du stehst, ist die Wurzel, die sich tief in die Erde hineinbohrt. Dein Bein und dein Körper bilden den Stamm, die Arme sind die Zweige und deine Hände der spitze Wipfel.

5. Bleib in dieser Haltung, so lange du magst.

6. Kehre in die Ausgangsposition zurück und entspanne dich einen Augenblick.

7. Wiederhole die Übung, stell dich aber diesmal auf das andere Bein.

Variation

Du kannst den *Baum* auch in einer anderen Form üben. Die Beine hältst du wie in der Anleitung oben, die Arme streckst du aber seitlich vom Körper weg. Dann bist du ein großer Kastanienbaum mit weit ausladenden Ästen.

Wofür es gut ist

Der *Baum* ist, ebenso wie der *Tänzer* und andere Gleichgewichtsübungen, ein gutes Training für deine Konzentration und Körperbeherrschung.

Hinweis

Wenn du nicht sicher stehst, kannst du dich mit den Augen an einem Türgriff oder einem Bild «festhalten». Auch die ruhige, regelmäßige Atmung hilft dir, das Gleichgewicht zu halten.

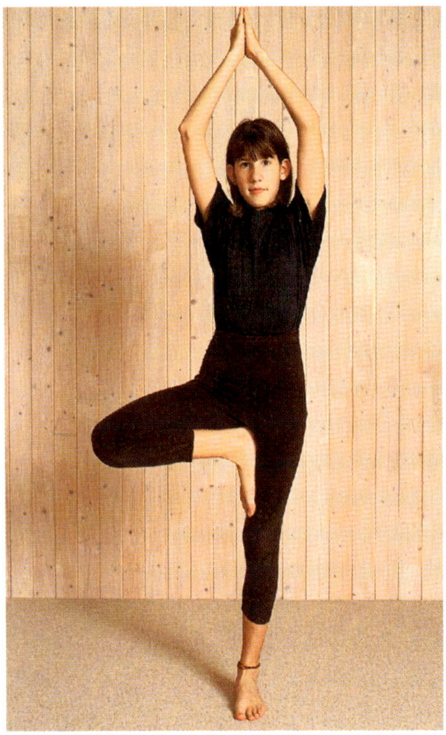

Der Baum

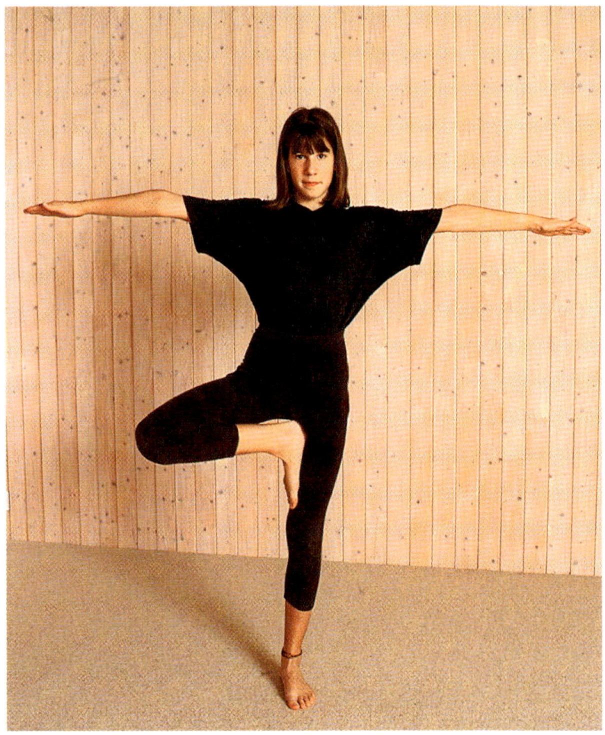

Der Baum – Variation

Das Dreieck

So wird es gemacht

1. Stell dich aufrecht hin und grätsche die Beine weit. Zwischen deinen Füßen soll ein Abstand von etwa 60 cm liegen. Laß die Arme entspannt am Körper herabhängen. Atme ruhig und gleichmäßig.

2. Hebe beim Einatmen deinen linken Arm. Beim Ausatmen beugst du dich zur rechten Seite und läßt den rechten Arm an deinem rechten Bein herabgleiten. Achte genau darauf, daß du dich nicht nach vorn beugst. Dein linker Arm schwebt nun über deinem Ohr.

3. Halte diese Position so lange, wie sie sich angenehm anfühlt. Atme gleichmäßig weiter.

4. Kehre in die Anfangsposition zurück und entspanne dich.

5. Wiederhole die Übung (Schritt 2 und 3), hebe aber diesmal den rechten Arm und beuge dich nach links.

Wofür es gut ist

Das *Dreieck* hält die Muskeln an den Seiten deines Körpers und in deinem Bauch fest und gesund. Deine Taille bleibt schlank, und du kannst besser und tiefer atmen. Eine tiefe Atmung ist sehr wichtig für die Gesundheit.

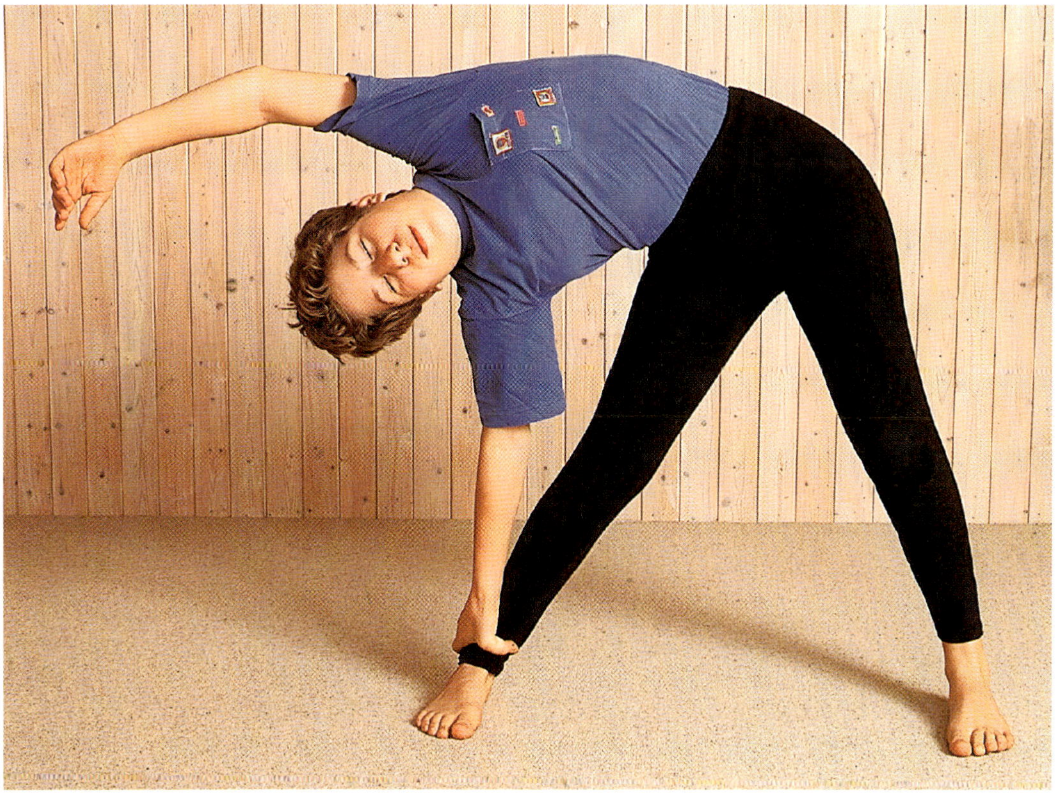

Das Dreieck

Hinweis

Ein *Dreieck* ist eine Figur, die aus drei geraden Linien besteht. Bei dieser Übung bildet dein Körper die Linien. Deine Füße sind die Grundlinie, die Arme und die Seite deines Rumpfes sind die beiden Seiten des Dreiecks.

Der Drehsitz

So wird es gemacht

1. Setz dich aufrecht auf den Boden und strecke die Beine aus. Atme langsam und ruhig.

2. Winkle dein *linkes* Bein an und hebe den linken Fuß über das gestreckte rechte Bein. Stell den *linken* Fuß an der Außenseite des rechten Knies ab.

3. Drehe nun beim *Ausatmen* deinen Oberkörper langsam nach *links*. Lege beide Hände an deiner *linken* Seite auf die Matte. Drehe deinen Kopf und schau über deine *linke* Schulter nach hinten.

4. Atme gleichmäßig weiter und stell dir vor, du bist ein Korkenzieher. Bleib in dieser Haltung so lange, wie sie dir angenehm ist.

5. Drehe deinen Oberkörper *langsam und vorsichtig* wieder in die Anfangsposition zurück und lege die Beine nebeneinander.

6. Wiederhole die Drehung in der entgegengesetzten Richtung. Folge den Schritten 2 bis 4, winkle aber diesmal das *rechte* Bein ab und drehe den Oberkörper nach *rechts*.

7. Drehe dich *langsam und vorsichtig* zurück, strecke die Beine aus und entspanne dich.

Der Drehsitz

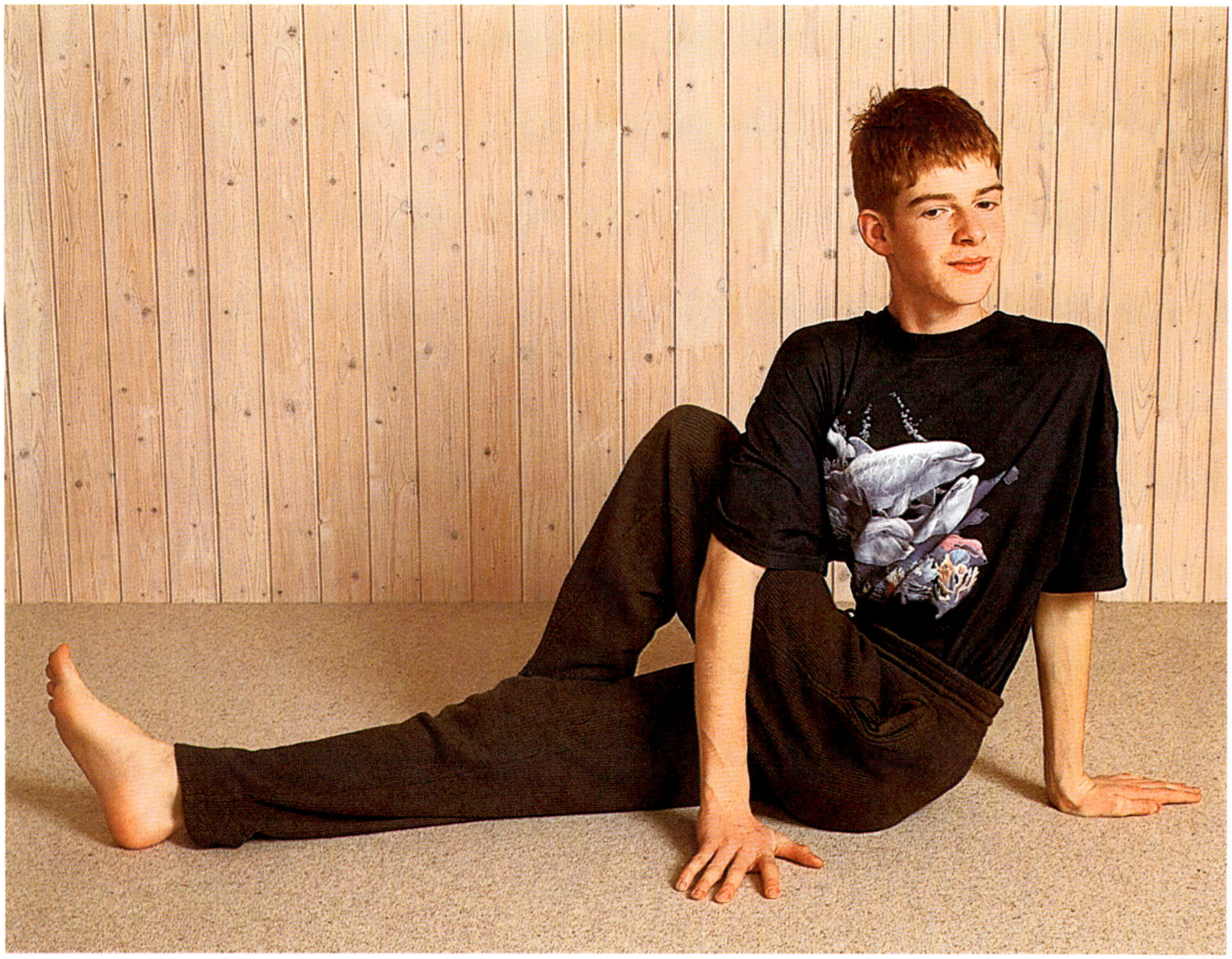

Variation
Bei dieser Abwandlung des Drehsitzes winkelst du das gestreckte Bein nach innen ab. Den Rest der Übung turnst du nach der Anleitung.

Wofür es gut ist
Dies ist die einzige Yoga-Haltung, bei der die Wirbelsäule stark gedreht wird – erst zur einen, dann zur anderen Seite. Diese Drehung hält die Wirbelsäule gesund und beweglich. Sie unterstützt aber auch die Gesundheit der inneren Organe in deinem Körper, z.B. die Nieren.

Hinweis
Beim *Drehsitz* kannst du leicht mit den verschiedenen Richtungen durcheinanderkommen. Hier ein Tip: *linkes Knie oben – dreh dich nach links, rechtes Knie oben – dreh dich nach rechts.*

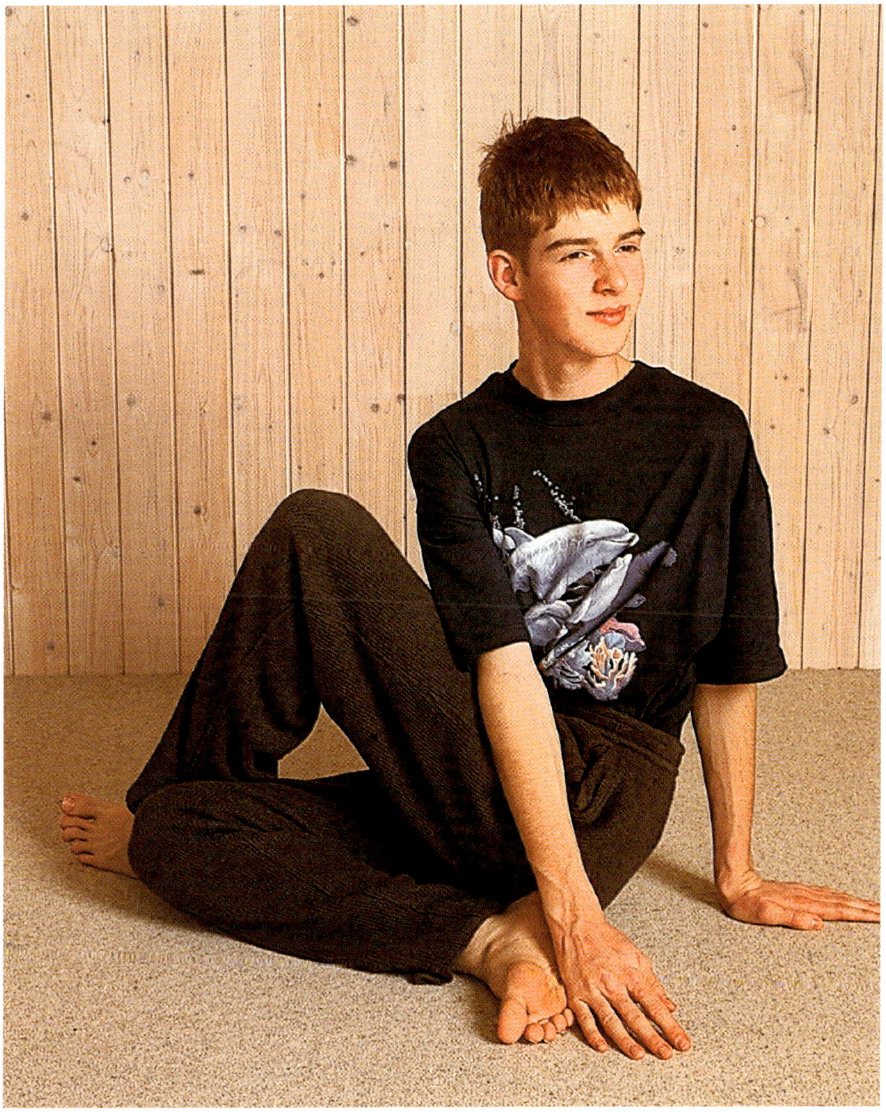

Der Drehsitz – Variation

DAS RAD

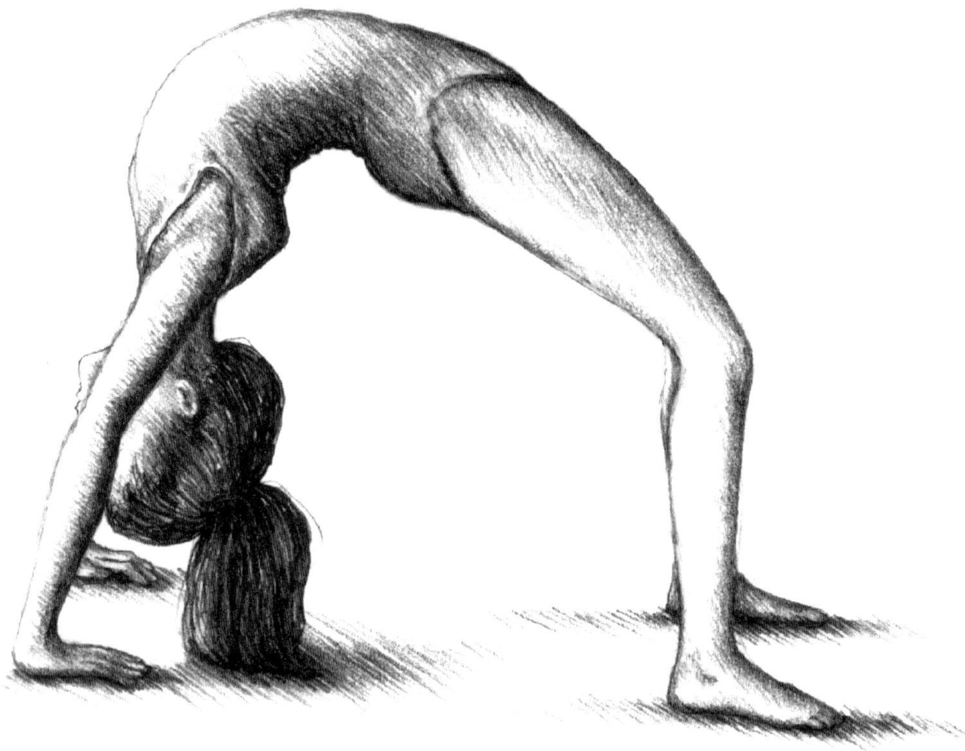

Das Rad

So wird es gemacht

1. Lege dich auf den Rücken und strecke die Beine aus. Die Arme ruhen neben deinem Körper, die Handflächen zeigen nach unten. Atme langsam und gleichmäßig.

2. Winkle die Beine an und ziehe deine Füße so nahe wie möglich an deinen Po heran.

3. Lege die Arme so neben deine Schultern, daß sie einen Halbkreis bilden. Stütze die Handflächen auf die Matte, die Finger zeigen zu deinen Schultern.

4. Drücke dich nun mit Händen und Füßen *langsam und vorsichtig* von der Matte ab, bis dein Körper einen großen Bogen bildet, der wie ein halbes Rad aussieht.

5. Atme ganz ruhig weiter und bleib in dieser Stellung, so lange sie angenehm ist.

6. Laß deinen Körper jetzt *langsam und vorsichtig* wieder auf die Matte zurücksinken.

7. Streck dich aus und lege die Arme neben deinen Körper. Entspanne dich.

Wofür es gut ist

Das *Rad* dehnt deine Arme, Beine und die Vorderseite deines Körpers. Es hält deine Wirbelsäule beweglich und hilft dir, leichter und tiefer zu atmen.

Hinweis

Probiere das *Rad* nur aus, wenn du schon sehr geübt und beweglich bist. Versuche *niemals mit Gewalt*, deinen Körper in diese Haltung zu zwingen. Das *Rad* ist eine Übung für Fortgeschrittene.

Der Pflug

So wird es gemacht

1. Lege dich auf den Rücken. Die Beine liegen gestreckt dicht nebeneinander. Die Arme ruhen seitlich neben dem Körper, die Handflächen zeigen nach unten. Atme langsam und ruhig.

2. Winkle die Beine ab und ziehe die Knie zur Brust heran. Nun strecke die Beine, so daß die Füße nach oben zeigen.

3. Beim *Ausatmen* wippst du mit beiden Füßen zugleich nach hinten, bis deine Hüften sich von der Matte abheben.

4. Senke die Füße über deinem Kopf. Versuche, mit den Zehen die Matte zu berühren. Halte dabei die Beine so gerade, wie du kannst. Du darfst aber deine Hüften *nicht* über deine Schultern hinaus schieben, sonst überdehnst du deinen Nacken.

5. Atme ganz ruhig weiter. Stell dir vor, du bist ein altmodischer Pflug. Deine Beine sind die Handgriffe, dein Körper die Pflugschar. Bleib in dieser Haltung nur so lange, wie du sie angenehm findest.

6. Rolle deinen Rücken langsam auf die Matte zurück. Winkle die Beine an und stelle die Füße ab. Strecke die Beine aus und entspanne dich.

Wofür es gut ist

Der *Pflug* hält deine Wirbelsäule beweglich und gesund. Außerdem regt er deine Verdauung an, dein Körper kann sich leichter von seinen Abfallstoffen befreien.

Achtung!
Mädchen sollten auf diese Übung verzichten, solange sie ihre Periode haben.

Hinweis
Diese Übung wird manchmal auch *Schubkarre* genannt. Vielleicht kannst du dir leichter vorstellen, eine Schubkarre zu sein: Dein Körper ist die Wanne, deine Beine sind die Handgriffe.

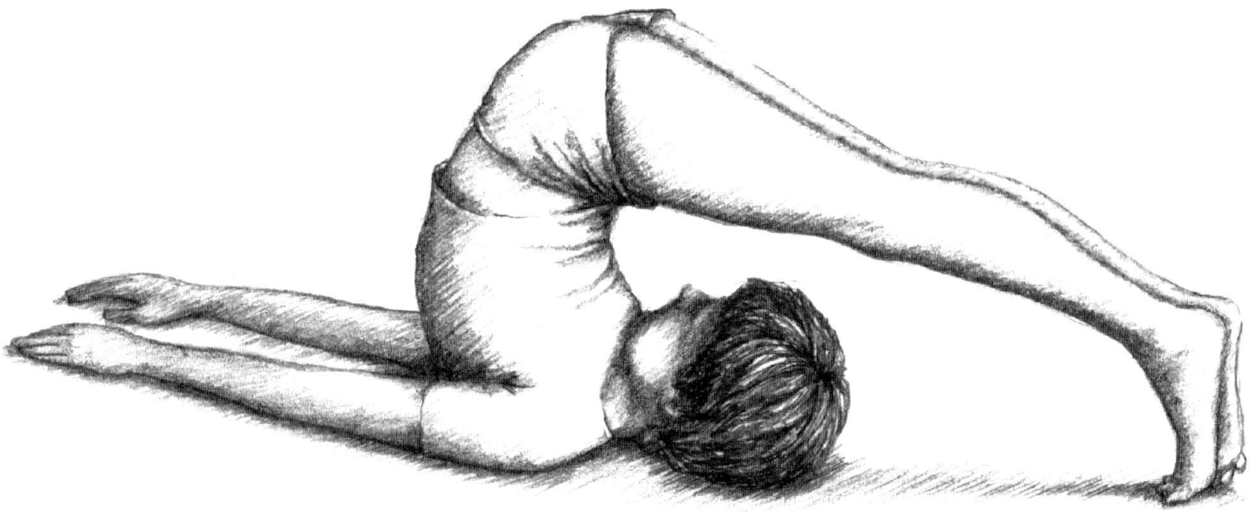

Der Pflug

5. Atem-Übungen

Unsere Atmung setzt sich aus zwei Bewegungen zusammen: dem *Einatmen* und dem *Ausatmen*. Wenn wir ruhig und entspannt atmen, tut das *Zwerchfell* die meiste Arbeit. Das Zwerchfell ist ein flacher, gewölbter Muskel im Inneren des Körpers. Er trennt den Brustraum vom Bauch. Beim Einatmen zieht sich das Zwerchfell zusammen, es wird kleiner. Dadurch vergrößert sich der Brustraum von unten nach oben hin. Zur gleichen Zeit ziehen sich die Brustmuskeln zusammen, der Brustraum weitet sich von vorn nach hinten und zu den Seiten hin aus. Nun dehnen sich die Lungenflügel aus, sie werden größer, um den Platz im Brustraum auszufüllen. Auf diese Weise wird durch die Atemwege Luft in die Lunge hineingezogen.

Beim Ausatmen entspannen sich die Muskeln, die Lunge verkleinert sich, die Atemluft wird wieder herausgepreßt. Diese Bewegung ähnelt einem gespannten Gummiband, das sofort wieder auf seine eigentliche Größe zurückspringt, wenn die Spannung nachläßt. Vielleicht kannst du den Ablauf der Atmung besser verstehen, wenn du dir vorstellst, dein Brustkorb wäre eine Hand, die einen Schwamm (die Lunge) unter Wasser hält. Öffnet sich die Hand, saugt sich der Schwamm voll und wird größer. Schließt du die Hand, wird der Schwamm zusammengepreßt und das Wasser strömt hinaus.

Atmung und Blutkreislauf sind eng miteinander verbunden. Bei jedem Einatmen führst du deinem Körper Sauerstoff zu. Sauerstoff ist ein Bestandteil der Luft, die uns umgibt und die wir atmen. Die Luft strömt in die Nase, durch die Luftröhre weiter zur Lunge. Dein Körper muß ständig mit frischem Sauerstoff versorgt werden, damit Gehirn, Muskeln und alle anderen Körperorgane ihre Arbeit tun können. Ohne Sauerstoff können wir nicht leben.

Beim Einatmen wird der Sauerstoff in den feinen Bläschen der Lunge an das Blut weitergereicht. Durch ein großes System aus zahllosen kleinen Blutgefäßen pumpt dein Herz das Blut mit dem frischen Sauerstoff an alle Stellen des Körpers. Dabei wird der Sauerstoff langsam verbraucht. Das Blut kommt zum Herzen zurück und wird von dort wieder zur Lunge gepumpt. Hier kann es nun frischen Sauerstoff «tanken», den es wieder zu allen Körperteilen bringt. Dieser Vorgang wiederholt sich wieder und wieder, ein ganzes Leben lang. Am Wort «*Blutkreislauf*» erkennst du, daß er keinen Anfang und kein Ende hat – wie ein Kreis.

Beim Ausatmen gibt dein Körper über die Lunge *Kohlendioxid* ab, das ein Abfallprodukt ist.

Du siehst, daß deine Atmung für den ganzen Körper wichtig ist, weil sie ihn mit dem lebensnotwendigen Sauerstoff versorgt. So ist es auch leicht zu verstehen, daß eine tiefe Atmung, die man lernen und üben kann, deinen Körper gesund erhält. Wenn du lernst, langsam, gleichmäßig und ruhig zu atmen, hat das noch einen weiteren Vorteil. Du kannst auch in Momenten, in denen du unter großem Druck stehst, ruhig bleiben. Das liegt daran, daß auch deine Gefühle mit deiner Atmung eng verknüpft sind.

Stell dir deine Stimmung wie einen Drachen vor. Deine Atmung ist die Schnur, an der du ihn festhältst und steuerst. Wenn du ruhig und fröhlich bist, atmest du automatisch tief und langsam – wie der sanfte, aber stetige Zug an der Drachenschnur. Dann fliegt der Drachen langsam und ruhig, wie ein sorglos segelnder Vogel. Bist du aber angespannt oder aufgeregt, ist deine Atmung oft flach, kurz und abgehackt, vielleicht bist du sogar außer Atem oder hältst vor Anspannung die Luft an. Das ist, als ob du heftig an der Drachenschnur ruckst: Der Drachen taumelt und zuckt über den Himmel wie ein Schiff in schwerem Seegang, er kann sogar außer Kontrolle geraten und abstürzen.

Atmung und Gesundheit

Die Atmung und der Blutkreislauf arbeiten eng zusammen. Wenn du also regelmäßig deine Atmung übst und verbesserst, werden die Muskeln und die inneren Organe deines Körpers immer besser mit Sauerstoff versorgt. Der Sauerstoff ist die Energie, die sie für ihre Arbeit brauchen.

Bedenke, daß beim Ausatmen Abfallstoffe wie Kohlendioxid von deinem Körper abgegeben werden. Du wirst dann leicht verstehen, wie wichtig es ist, gründlich auszuatmen. Menschen, die unter Asthma leiden oder in manchen Augenblicken keine Luft bekommen (etwa wenn sie große Angst haben), können sich selbst helfen, indem sie lernen, langsam und gründlich auszuatmen.

Die Art, wie du atmest, beeinflußt deine Gefühle. Du kannst lernen, langsam, ruhig und gleichmäßig zu atmen. Wenn du dich einmal angespannt, besorgt oder ängstlich fühlst, wende dein Wissen über die beruhigende Kraft der richtigen Atmung an. Du wirst feststellen, daß du durch richtiges Atmen schnell gelassener und entspannter wirst.

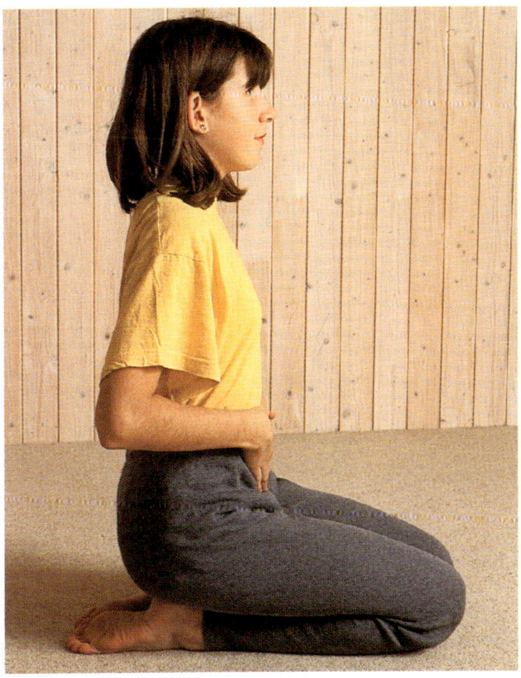

Wichtige Regeln

1. Bei den Atem-Übungen solltest du immer *aufrecht, aber nicht steif* stehen oder sitzen. Übst du im Liegen, entspanne dich so weit wie möglich (*völlige Entspannung*).

2. Spanne deinen Kiefer, dein Gesicht, deine Hände und deinen Körper nicht an.

3. Wenn die Übungsanleitung nichts anderes vorschreibt, atme immer durch die Nase. Der Mund ist geschlossen, aber *nicht zugekniffen*. Beim Atmen durch die Nase wird die Luft angewärmt, gefiltert und befeuchtet, ehe sie die Lunge erreicht.

4. Atme langsam, gleichmäßig und so tief du kannst ein – strenge dich aber nicht an!

5. Atme ganz langsam und stetig aus. Versuche, alle verbrauchte Luft sanft und ohne Gewalt aus deinem Körper zu drücken.

6. Bemühe dich, keinen Moment lang den Atem anzuhalten.

Die folgenden Atem-Übungen wurden sorgfältig speziell für Kinder ausgesucht. Sie sind ungefährlich und leicht zu lernen, Kinder haben oft großen Spaß an diesen Übungen. Eltern oder Lehrer, die mit kleineren Kindern arbeiten, können die Übungen spielerisch abwandeln, um die Konzentration der Kinder zu fesseln. Übungen wie die *vollkommene Atmung*, die *Biene* und der *Läufer* eignen sich besonders gut.

Völlige Entspannung

Beruhigende Atmung

So wird es gemacht

1. Setz dich aufrecht hin. Halte die Hände ruhig. Schließe die Augen, wenn du dich dann wohler fühlst oder wenn du nicht abgelenkt werden möchtest.
2. Atme durch die Nase langsam und gleichmäßig so tief ein, wie du ohne Anstrengung kannst.
3. Atme ruhig durch die Nase wieder aus. Konzentriere dich dabei auf deinen Bauchnabel.
4. Bevor du nun wieder einatmest, zähle in Gedanken «einundzwanzig, zweiundzwanzig».
5. Wiederhole die Schritte 2 bis 4, bis du dich ganz ruhig fühlst.
6. Atme dann langsam, aber ohne zu zählen, weiter.

Wofür es gut ist

Diese Atem-Übung hilft dir dabei, ruhig zu werden, wenn du sehr angespannt bist oder große Angst hast.

Hinweis

Du kannst einem Freund oder einer Freundin helfen, sich zu beruhigen. Erkläre diese Übung Schritt für Schritt, oder macht sie einfach gemeinsam.

Die *beruhigende Atmung* kannst du auch im Stehen oder Liegen üben. So kannst du sie fast überall anwenden: vor einer Klassenarbeit, einer mündlichen Prüfung oder im Wartezimmer des Zahnarztes. Keiner wird sehen, was du tust.

Laß deine Phantasie bei der *beruhigenden Atmung* mitarbeiten. Stell dir beim Einatmen vor, wie dein Körper und deine Gedanken mit guten Gefühlen wie Glück, Freude und Hoffnung gefüllt werden. Blase beim Ausatmen alle schlimmen Gefühle wie Angst, Traurigkeit und Enttäuschung fort.

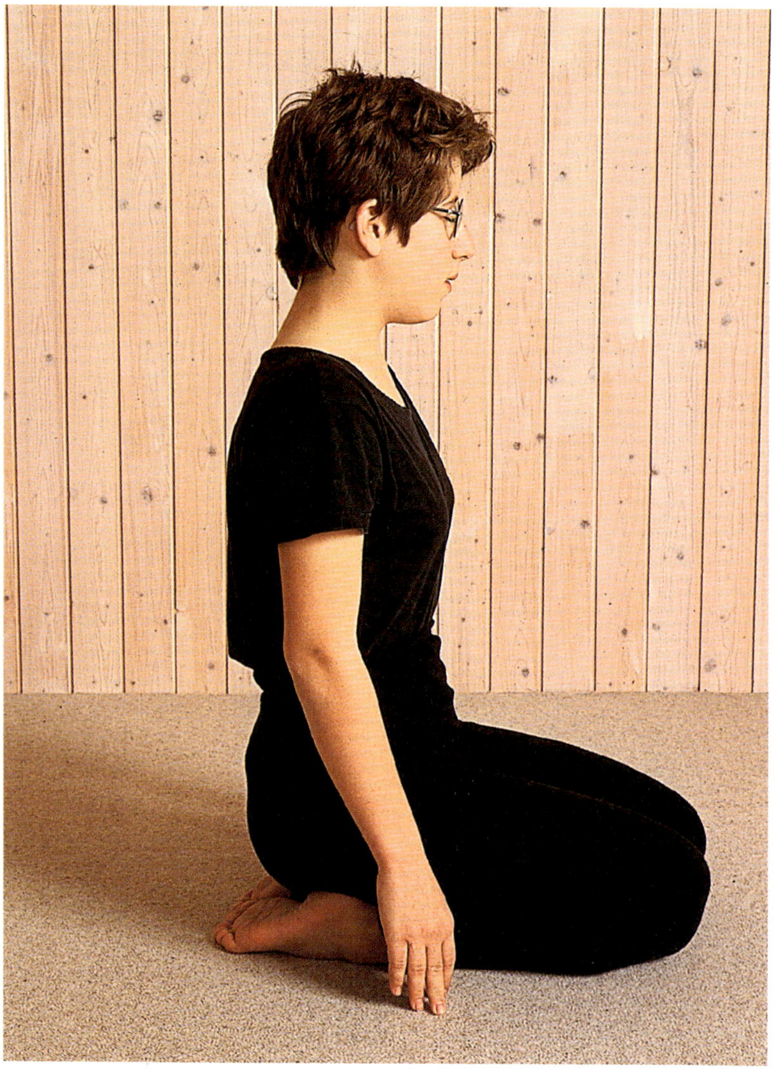

Beruhigende Atmung

VOLLKOMMENE ATMUNG

So wird es gemacht

1. Setz dich aufrecht in einer Haltung auf den Boden, die dir angenehm ist, z.B. im *japanischen Fersensitz* (S. 54) oder einer Form des *Lotussitzes* (S. 58 und 59). Halte die Hände ruhig. Schließe die Augen, wenn du magst. Atme langsam und gleichmäßig.

2. *Atme langsam ein.* Stell dir vor, wie sich zuerst der obere Teil deiner Lunge mit Luft füllt, dann die Mitte und schließlich der untere Teil. Dabei spürst du, wie dein Brustkorb sich weitet und dein Bauch sich dehnt (Abbildung unten links).

3. *Atme langsam aus.* Stell dir dabei vor, wie deine Lungen sich von oben nach unten immer weiter leeren. Dein Bauch wird flacher, dein Brustkorb entspannt sich (Abbildung unten rechts).

4. Wiederhole die Schritte 2 und 3 einige Male. Auf tiefes, ruhiges Einatmen folgt langsames, vollständiges Ausatmen.

5. Entspanne dich.

Wofür es gut ist

Wenn du die *vollkommene Atmung* regelmäßig übst, trainierst du deine Brustmuskeln und alle anderen Muskeln, die mit der Atmung zusammenhängen. Du lernst, so viel verbrauchte Luft wie möglich aus deinem Körper zu schaffen und ihn besser mit Sauerstoff zu versorgen. Du tust sehr viel für deine Gesundheit, wenn du dir jeden Tag einen Moment Zeit für diese Atemübung nimmst.

Hinweise

Du kannst diese Übung auch im Liegen oder im Stehen machen. Wenn du auf dem Rücken liegst, setze ein Papierschiffchen oder ein leichtes Badewannenspielzeug auf deinen Bauch. Dann kannst du gut beobachten, wie es sich beim Einatmen hebt, beim Ausatmen wieder senkt.

Lege deine Hände mit den Handflächen nach unten so auf deinen Bauch, daß sich die Fingerspitzen berühren. Wenn du einatmest, rücken die Fingerspitzen ein Stück auseinander, beim Ausatmen kommen sie wieder zusammen.

Laß dir von deiner Phantasie helfen und denk an einen Ballon. Wird Luft hineingeblasen, wird der Ballon *dick und rund.* Sag in Gedanken: «Luft hinein, Bauch wird rund. Luft hinaus, Bauch wird flach.»

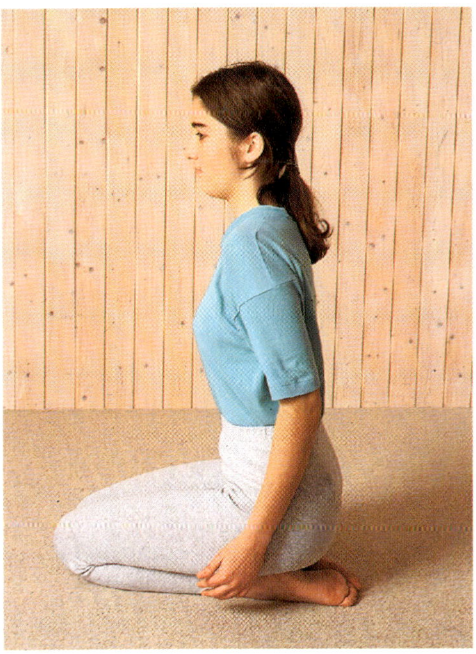

Vollkommene Atmung – Einatmen

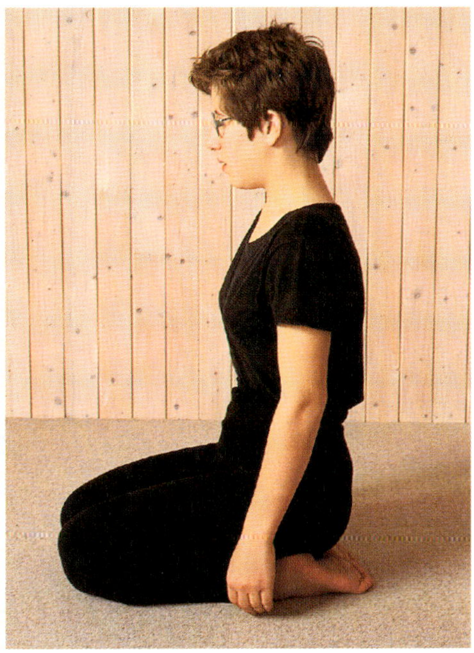

Vollkommene Atmung – Ausatmen

Kühlende Atmung

So wird es gemacht

1. Setz dich aufrecht in einer Haltung auf den Boden, die dir bequem ist, z.B. im *japanischen Fersensitz* (S. 54) oder einer Form des *Lotussitzes* (S. 58 und 59). Halte die Hände ruhig. Du kannst die Augen schließen. Atme langsam und gleichmäßig.

2. Strecke die Zunge heraus und rolle sie der Länge nach zu einem Röhrchen zusammen. Atme langsam und ruhig durch dieses Röhrchen ein.

3. Ziehe die Zunge zurück, schließe den Mund und atme durch die Nase aus.

4. Wiederhole die Schritte 2 und 3, so oft du magst.

5. Atme normal weiter.

Wofür es gut ist

Diese Atemübung ist sehr hilfreich, wenn du dich sehr erhitzt fühlst, z.B. nach dem Sport, an heißen Sommertagen oder wenn du Fieber hast.

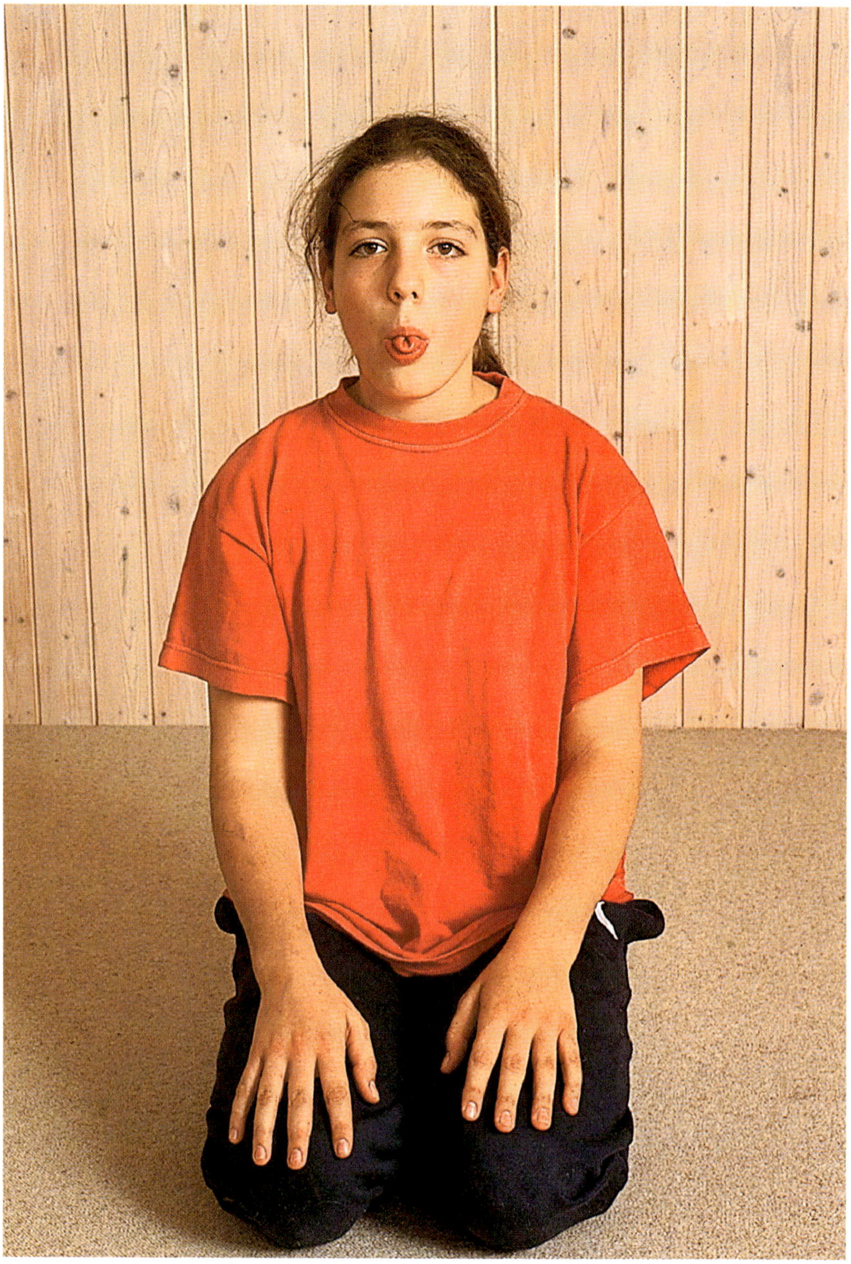

Kühlende Atmung

Die Biene

So wird es gemacht

1. Setz dich aufrecht hin. Halte deinen Unterkiefer locker, beiße die Zähne nicht zusammen. Schließe die Lippen, presse sie jedoch nicht aufeinander. Schließe die Augen. Atme langsam und gleichmäßig durch die Nase.

2. Wenn du das nächste Mal *ausatmest*, sage dabei «Hm-m-m-m-m», wie eine Biene. Mache diesen summenden Ton so lange, bis du keine Luft mehr zum Ausatmen hast.

3. Atme langsam wieder tief ein.

4. Summe beim Ausatmen, bis alle Luft aus dem Körper geströmt ist.

5. Wiederhole die Schritte 3 und 4 etwa 2-3 Minuten lang.

6. Atme ruhig, ohne zu summen, weiter.

Wofür es gut ist

Die *Biene* ist eine Übung, um Körper und Geist zu beruhigen. Wenn du an einem sehr unruhigen, belebten Ort warst und wieder zur Ruhe kommen möchtest, ist diese Übung hilfreich.

Hinweis

Konzentriere dich auf das Summen. Das leise, gleichmäßige Geräusch lenkt deine Gedanken von aller Unruhe ab.

Der Läufer

So wird es gemacht

1. Du sitzt aufrecht im *japanischen Fersensitz* (S. 54) oder einer anderen bequemen Stellung. Halte die Hände ruhig. Du kannst die Augen schließen, wenn du magst. Atme langsam und gleichmäßig durch die Nase.

2. Beim nächsten *Ausatmen* blase die Luft mit einem heftigen Ruck durch die Nase heraus, als ob du dich schneuzen müßtest. Du spürst, wie dein Bauch flach und fest wird.

3. Laß deinen Bauch wieder locker. Dabei atmest du automatisch ruhig ein.

4. Wiederhole die Schritte 2 und 3 einige Male, bis du den Unterschied zwischen dem langsamen Einatmen und dem stoßartigen Ausatmen deutlich spürst.

5. Übe weiter, beschleunige aber das Tempo. Schnelles, ruckartiges Ausatmen wechselt rasch mit langsamem Einatmen ab.

6. Entspanne dich und atme normal.

Wofür es gut ist

Der *Läufer* ist eine Übung, mit der du alle Muskeln trainierst, die für die Atmung wichtig sind. Sie hilft dir, verbrauchte Luft aus dem Körper zu schaffen. Auch die Bauchmuskeln werden gestärkt. Bei dieser Übung lernst du, dein Ausatmen zu kontrollieren. Das ist besonders wichtig für Menschen, die unter Asthma leiden.

Hinweise

Diese Übung trägt den Namen *Läufer*, weil der schnelle Wechsel zwischen Ein- und Ausatmen an einen Sportler erinnert, der nach einem langen Lauf außer Atem ist.

Sie wird auch *Blasebalg-Atmung* genannt, weil die Luft aus deinem Körper gepreßt wird wie aus einem Blasebalg. Ein Blasebalg ist ein Gerät, mit dem man Luft ins Feuer bläst, um es anzufachen. Beim Auseinanderziehen füllt sich der Blasebalg mit Luft, beim Zusammendrücken bläst er sie heraus.

Seufzende Atmung

So wird es gemacht

1. Sitz gerade und halte die Hände still. Du kannst die Augen schließen, wenn du möchtest.

2. Atme langsam und tief durch die Nase ein.

3. Atme in einem langen Strom durch den Mund aus. Spitze dabei die Lippen, als ob du eine Tasse voll heißem Tee abkühlen willst. Wenn alle verbrauchte Luft ausgeatmet ist, schließe den Mund.

4. Wiederhole die Schritte 2 und 3, sooft du magst.

Wofür es gut ist

Die *seufzende Atmung* ist eine sehr nützliche Übung, wenn du dich beruhigen möchtest, weil du angespannt, aufgeregt, ängstlich oder wütend bist. Sie verhindert, daß diese Gefühle noch anwachsen, und läßt dich so ruhiger werden.

Hinweis

Diese Atem-Übung kannst du im Liegen und im Sitzen machen, an beinahe jedem Ort: in der Schulpause, im Auto oder im Bus oder wo immer du gerade das Bedürfnis nach Beruhigung hast.

Stotternde Atmung

So wird es gemacht

1. Sitz aufrecht. Halte die Hände ruhig. Schließe deine Augen, wenn du möchtest.

2. Atme nicht in einem Strom ein, sondern ziehe die Luft in vier oder fünf Etappen durch die Nase.

3. Laß die Luft in einem langen Atemzug durch die Nase wieder aus deinem Körper strömen.

4. Wiederhole die Schritte 2 und 3, bis du spürst, wie sich deine Brustmuskeln entspannen. Nun kannst du wieder ohne Anstrengung ruhig durchatmen.

Wofür es gut ist

Die *stotternde Atmung* entspannt deine Brustmuskeln. Wenn du so aufgeregt oder angespannt bist, daß dir das Atmen schwerfällt, ist dies die beste Möglichkeit, dir selbst zu helfen. Dabei entspannt sich zugleich dein ganzer Körper.

Hinweis

Du kannst die *stotternde Atmung* im Stehen und im Liegen üben, an jedem Ort, wo du diese Hilfe gebrauchen kannst.

Babys und ganz kleine Kinder atmen manchmal ganz automatisch auf diese ruckartige Weise, wenn sie sehr aufgeregt sind oder ehe sie einschlafen. Sie atmen mehrmals hintereinander rasch ein, lassen die Luft dann ausströmen, sind danach viel entspannter und atmen ruhig weiter.

Holz hacken

So wird es gemacht

1. Stell dich aufrecht hin. Grätsche deine Beine weit. Die Arme hängen locker am Körper herab. Atme langsam und gleichmäßig.

2. Hebe die Arme vor die Brust und verschränke die Hände ineinander. Stell dir vor, du hältst eine unsichtbare Axt fest.

3. *Atme ein* und schwinge dabei die Arme weit über den Kopf nach hinten. Die Hände halten einander weiterhin fest. Stell dir vor, du holst mit der Axt weit aus.

4. *Atme aus* und laß dabei die Arme nach vorn bis zwischen deine Beine schwingen. Jetzt saust deine Axt auf ein Stück Holz herab.

5. Wiederhole die Schritte 3 und 4 so lange, bis du kein Holz mehr zu hacken hast.

6. Kehre in die Ausgangsposition zurück. Atme ruhig weiter und entspanne dich.

Wofür es gut ist

Holz hacken ist eine sehr kraftvolle Atem-Übung. Sie dehnt deinen Brustkorb und hilft dir, tiefer zu atmen. Dabei wird viel mehr verbrauchte Luft aus deinen Lungen fortgeschafft als bei normaler Atmung. Außerdem hält die Übung deinen Körper beweglich.

Hinweis

Diese Übung ist auch sehr gut, um Wut loszuwerden. Wenn du deine Arme beim Ausatmen herabfallen läßt, stell dir vor, du schleuderst all deinen Ärger von dir – mit den Armen und der herausströmenden Luft.

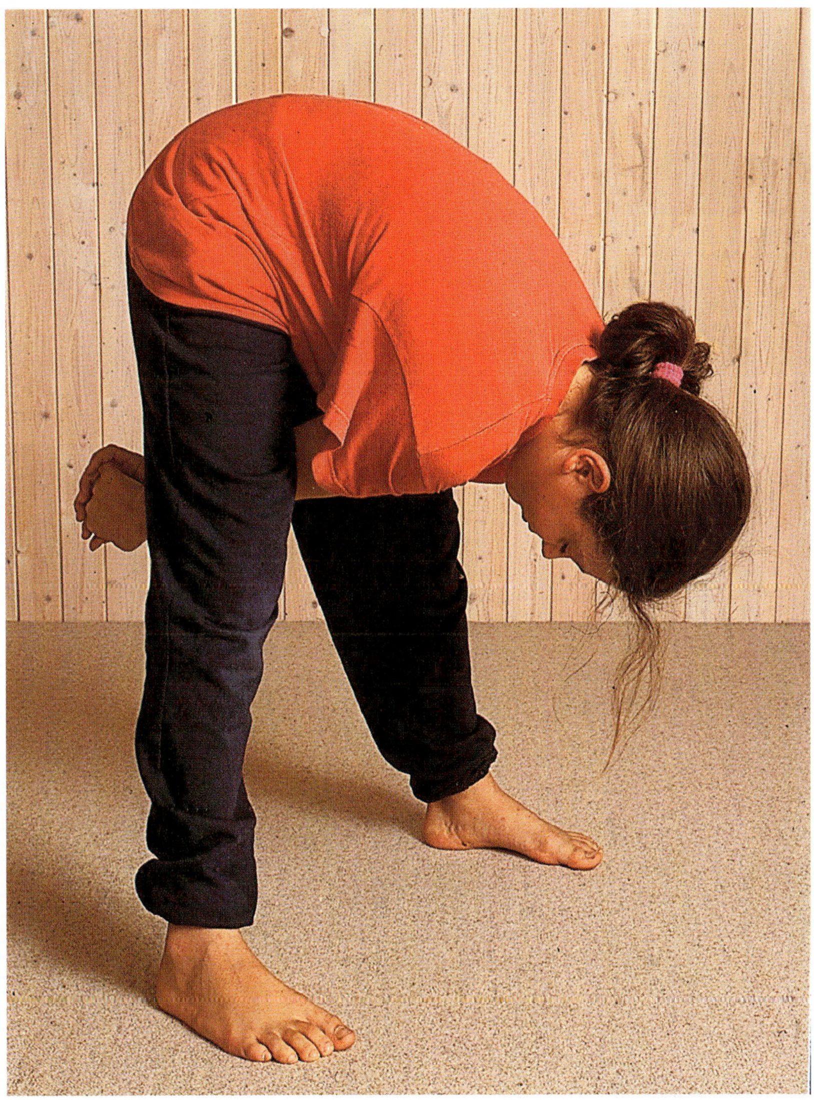

Holz hacken

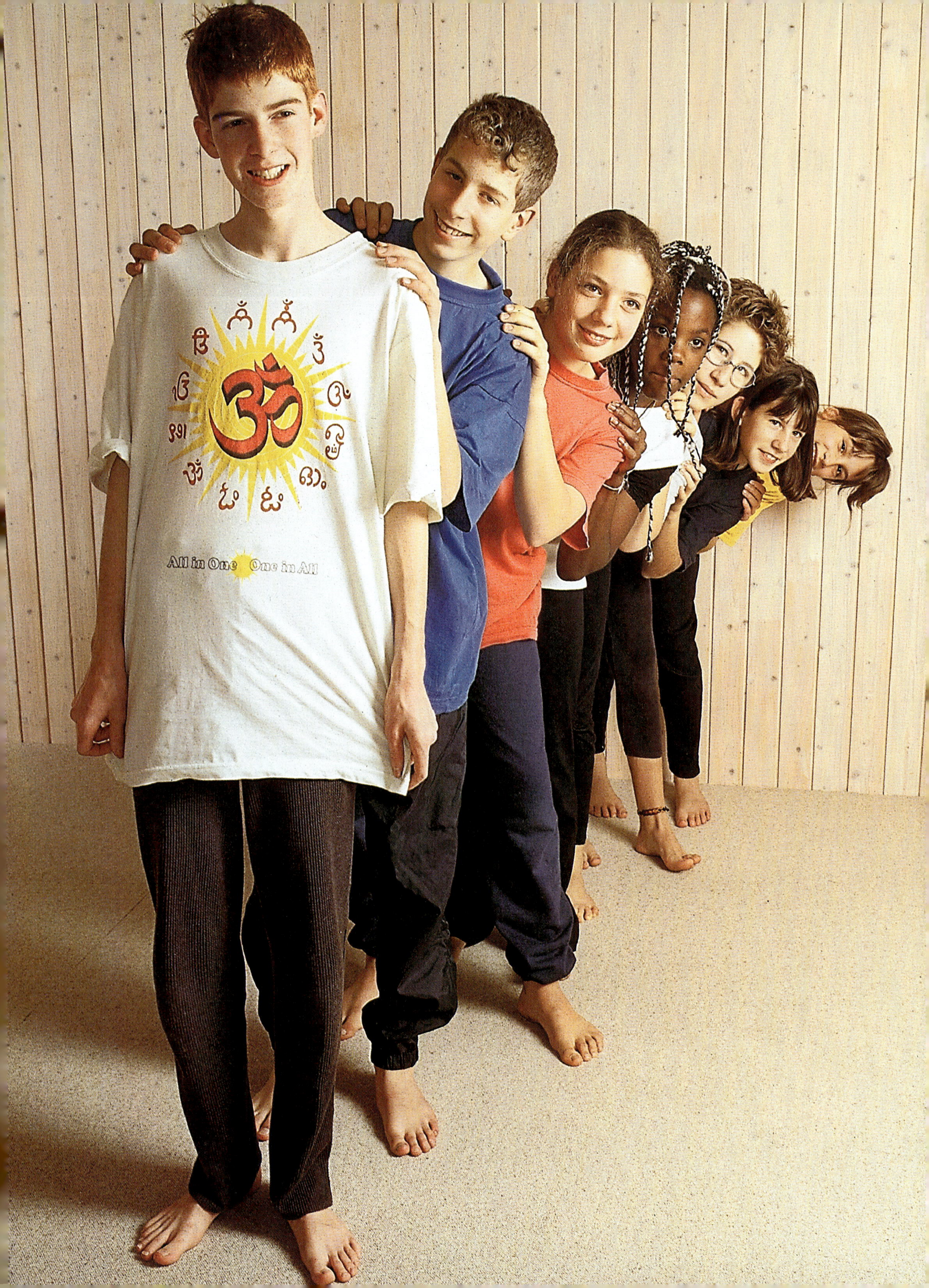
All in One One in All

6. Iss dich fit

Einleitung

Eltern, Lehrer und andere Erwachsene, die für das Wohlergehen von Kindern verantwortlich sind, können von Anfang an ein Bewußtsein für die Wichtigkeit gesunder Ernährung fördern. Im allgemeinen haben Kinder kein großes Interesse daran, was «gut» für sie ist oder was «gesunde Ernährung» bedeutet. Kindern zu vermitteln, wie sie mit richtiger Ernährung einen Grundstein für lebenslange Gesundheit legen, ist eine Herausforderung, die sich anzunehmen lohnt.

Die Informationen in diesem Kapitel sollen Ihnen dabei helfen, das Interesse Ihrer Kinder auf diejenigen Nahrungsmittel zu richten, die für ein gesundes Heranwachsen wichtig sind und die die körperliche und geistige Fitneß unterstützen.

Um gesund zu bleiben und seine tägliche Arbeit leisten zu können, braucht der menschliche Körper Nährstoffe, die er aus der Nahrung zieht. Es gibt sechs wichtige Gruppen von Nährstoffen: Wasser, Proteine, Kohlehydrate, Fette, Vitamine und Mineralien. Erst wenn diese Stoffe als «Team» zusammenarbeiten, bringen sie dem Körper den vollen Nutzen.

Wasser

Genau wie die Pflanzen und Blumen im Garten brauchst du zum Wachsen und zum gesunden Leben Wasser. Dein Blut besteht zum größten Teil aus Wasser, und Wasser hat auch die Aufgabe, die Nährstoffe in alle Teile deines Körpers zu transportieren. Wasser ist wichtig, um die Nahrung zu verdauen und um Abfallstoffe aus dem Körper zu transportieren. Außerdem reguliert es deine Körpertemperatur.

Wasser ist in allen Flüssigkeiten enthalten, die du trinken kannst. Am besten sind aber Säfte von Früchten und Gemüsen, Kräutertee, Milch oder einfach Wasser. Viele Früchte haben einen hohen Wassergehalt und sind darum auch sehr nützlich für die Wasserversorgung deines Körpers.

Proteine

Proteine sind nötig, um neues Körpergewebe aufzubauen und um beschädigte Körperzellen zu reparieren. Deine Haare, Haut, Fingernägel, Augen und Muskeln bestehen aus Proteinen.

Tierische Proteine sind in Eiern, Fisch, Fleisch, Milch und Milchprodukten enthalten. Pflanzliche Proteine findet man in Sojasprossen, Reis und anderem Getreide, getrockneten Bohnen, Erbsen, Linsen und anderen Hülsenfrüchten, aber auch in Nüssen, Samen und Tofu, der aus Sojabohnen hergestellt wird.

Kohlehydrate

Stärke und Zucker sind Kohlehydrate. Sie liefern dem Körper Energie und helfen ihm dabei, die Nahrung zu verdauen. Der wichtigste Energielieferant für dein Gehirn ist Zucker, der aus Kohlehydraten gewonnen wird.

Zu den gesunden Nahrungsmitteln, die Kohlehydrate enthalten, gehören Karob, frisches Obst und Gemüse, frische Säfte aus Obst und Gemüse, Trockenfrüchte, Honig, Nudeln, ungeschältes Getreide und Vollkorn-Produkte wie Müsli.

Fette

Fette sind wichtig für die Bildung gesunder Körperzellen, besonders der Zellen, die für die Verdauung und das gute Gedächtnis benötigt werden. Sie liefern dem Körper Energie, sorgen für die Körperwärme und senden Signale von deinen Nerven zu deinen Muskeln. Manche Nahrungsmittel kann dein Körper nur verwerten, wenn du gleichzeitig Fette ißt. Außerdem sorgen Fette dafür, daß viele Nahrungsmittel besser schmecken.

Gute Fettlieferanten sind z.B. Butter, Käse, Eier, Milch, Nüsse und Öle aus Nüssen oder Samen wie Avocados, Erdnüssen oder Sesam.

Vitamine

Vitamine sind Stoffe, die dein Körper zum Leben braucht, damit er seine Arbeit gut tun kann. Sie liefern deinem Körper auch die Energie, die er zum Wachsen braucht. In vielen vollwertigen Lebensmitteln sind Vitamine enthalten.

Hier findest du eine Liste der wichtigsten Vitamine, dazu Informationen, wofür sie wichtig sind und in welchen Lebensmitteln sie enthalten sind.

Vitamin A

Dies Vitamin ist wichtig für die Gesundheit deiner Augen. Es hilft, Infektionskrankheiten zu vermeiden und zu bekämpfen. Es wird für das Wachstum gebraucht, für den Knochenaufbau, gesunde Haare, Zähne und Zahnfleisch, außerdem für eine reine Haut.

Zu den besten Quellen für Vitamin A gehören frische Gemüse, besonders die grünen und gelben Sorten wie Brokkoli, Karotten, Löwenzahnblätter, Petersilie, Spinat, Eierkürbis, Süßkartoffeln und Rüben. Auch in Obstsorten wie Aprikosen, Honigmelonen, Kirschen, Mangos, Papayas und Pfirsichen ist Vitamin A enthalten. Außerdem findest du dieses Vitamin in Butter, Milch und Milchprodukten, Eidotter, Lebertran, fetthaltigem Fisch und Leber.

Die B-Vitamine

Die B-Vitamine bilden eine Gruppe (oder einen «Komplex») von mehr als zwanzig Vitaminen. Sie sind wichtig für ein gesundes Nervensystem, für eine reine Haut, glänzende Haare und stabile Fingernägel. Daneben helfen sie, Krankheiten vorzubeugen und zu bekämpfen.

Gute Vitamin-B-Lieferanten sind grüne Blattgemüse wie Löwenzahn, Salat und Spinat, aber auch Hülsenfrüchte und Vollkornprodukte. Cornflakes und andere Frühstücksflocken aus Getreide werden oft mit Vitamin B angereichert. Auch Fisch und Fleisch, insbesondere Leber, enthalten Vitamin B.

Alle B-Vitamine sind wichtig, nur gemeinsam bringen sie dem Körper vollen Nutzen. Die folgenden drei Vitamine der B-Gruppe sind jedoch besonders bedeutungsvoll für Kinder und Heranwachsende.

Vitamin B_1, auch *Thiamin* genannt, unterstützt einen gesunden Appetit und eine gute Verdauung. Es hilft dabei, Übelkeit auf Autofahrten, im Flugzeug oder auf Schiffsreisen zu verhindern. Es hält das Nervensystem und alle Muskeln (dazu gehört auch das Herz) gesund, und es hilft dir, bei guter Laune zu bleiben.

Dieses Vitamin ist in Cantaloupe-Melonen und grünem Blattgemüse enthalten, aber auch in Hülsenfrüchten, Hafermehl, Erdnüssen, Kartoffeln, Sonnenblumenkernen und Vollkorn-Getreide.

Vitamin B_2, auch *Riboflavin* genannt, ist wichtig für das Wachstum des Körpers, für gesunde Haut, Haare und Fingernägel. Es entspannt müde Augen und verhindert eingerissene Mundwinkel und spröde Lippen. Dein Körper braucht das Vitamin außerdem, um die Nahrung gründlich zu verdauen und um Energie aus der Nahrung zu ziehen.

Gute Vitamin B_2-Lieferanten sind Mandeln, Cantaloupe-Melonen, Hüttenkäse, Fisch, grüne Blattgemüse wie Spinat oder Salat, aber auch Milch und Sonnenblumenkerne.

Vitamin B_3, auch *Niacin* genannt, unterstützt die Verdauung deiner Nahrung. Nur so kann dein Körper die Energie aus der Nahrung schöpfen, die er benötigt. Außerdem ist das Vitamin wichtig für eine gesunde Haut und einen guten Atem. Es hilft bei der Wundheilung. Wenn dir leicht schwindelig wird, hast du vielleicht einen Vitamin B_3-Mangel.

Gute Vitamin-B_3-Lieferanten sind Avocados, Datteln, Eier, Fisch, grüne Blattgemüse, Hülsenfrüchte, Nüsse, Kartoffeln und Produkte aus Vollkorn-Weizen.

Vitamin C

Vitamin C ist wichtig zur Bekämpfung und Verhütung von Infektionskrankheiten (z.B. Erkältungen) und Allergien. Außerdem hilft es bei der Wundheilung. Es unterstützt die Bildung einer Substanz mit dem Namen *Collagen*, einer Art Klebstoff, die die Körperzellen zusammenhält. So entstehen die verschiedenen Gewebe wie Haut oder Knochen. Außerdem ist Vitamin C für eine gute Durchblutung des Körpers wichtig.

Die folgenden Lebensmittel enthalten besonders viel Vitamin C: frisches Obst wie Aprikosen, Beerenfrüchte, Cantaloupe- und Honigmelonen, Kirschen, Grapefruit, Guaven, Kiwis, Kumquats, Limonen, Orangen, Erdbeeren und Hagebutten. Auch Gemüse wie Kohl, Löwenzahn, Paprika, Senf- und Kressesprossen, Kartoffeln und Rüben liefern dem Körper Vitamin C.

Vitamin D

Vitamin D ist wichtig für starke Knochen und gesunde Zähne. Zusammen mit den Vitaminen A und C hilft es, Erkältungen zu verhindern.

Zu den besten Vitamin-D-Lieferanten gehören Butter, Eier, Hering, Lebertran, Lachs, Sardinen und Thunfisch. Mit Hilfe von Sonnenlicht kann der Körper sogar selbst Vitamin D herstellen – du brauchst dich dafür nur draußen im Sonnenschein zu bewegen!

Vitamin E

Vitamin E liefert Energie und verhindert Müdigkeit. Außerdem schützt es deine Lungen vor dem Schmutz in der Atemluft.

Quellen für Vitamin E sind Mandeln und andere Nüsse, Brokkoli, Rosenkohl, Eier, frisches Obst, grüne Blattgemüse, Hülsenfrüchte, Samen, Sojabohnen, pflanzliche Öle und Vollkornprodukte.

Vitamin F

Vitamin F ist die Bezeichnung für die *ungesättigten Fettsäuren*. Es ist wichtig für das Wachstum, für gesunde Haut und Haare und für die Gesundheit des ganzen Körpers.

Die wichtigsten Quellen für Vitamin F sind Nüsse, Samen und Gemüse, außerdem Öle aus Mandeln, Avocados, Erdnüssen, Sojabohnen, Sonnenblumenkernen und Walnüssen.

Vitamin K

Dies ist das sogenannte Blut-Vitamin. Es hilft dem Blut, schnell zu gerinnen, so daß sich blutende Wunden rasch schließen.

Besonders viel Vitamin K findet man in Alfalfa-Sprossen, Eidotter, Lebertran, Gemüse, Milch und Joghurt.

Vitamin P

Vitamin P schützt vor Verletzungen, weil es die feinsten Blutgefäße deines Körpers, die sogenannten *Kapillaren* oder Haargefäße, stärkt. Außerdem verhindert es Zahnfleischbluten. Es stärkt den Körper, verhütet und bekämpft Infektionskrankheiten und unterstützt das Vitamin C bei seiner Arbeit.

Zu den besten Vitamin-P-Lieferanten gehören die weiße Innenschale von Zitrusfrüchten wie Orangen, Grapefruit und Zitronen, außerdem Aprikosen, Kirschen, Hagebutten und Erdbeeren.

Mineralien

Mineralien sind ein wichtiger Bestandteil aller Zellen deines Körpers. Sie bilden den größten Teil allen festen Gewebes, z.B. der Knochen, der Zähne und der Nägel. Hier lernst du einige wichtige Mineralien kennen, erfährst über ihren Nutzen und die Lebensmittel, in denen sie enthalten sind.

Calcium

Calcium ist wichtig für starke Knochen und gesunde Zähne. Es hilft deinem Nervensystem, richtig zu arbeiten und deinem Herzen, regelmäßig zu schlagen. Es gibt dir einen tiefen, ruhigen Schlaf in der Nacht und Energie für den Tag.

Besonders viel Calcium ist in Milch und Milchprodukten enthalten, außerdem in Rohzucker, Karob, Zitrusfrüchten, getrockneten Bohnen, getrockneten Feigen, grünem Gemüse, Erdnüssen, Lachs, Sardinen, Sesam-Samen, Sojabohnen, Sonnenblumenkernen und Walnüssen.

Eisen

Eisen ist sehr bedeutsam, um *Anaemie* oder «Blutarmut» zu vermeiden. Es verhindert Müdigkeit und gibt dir Schwung und Energie. Es gibt deinen Wangen frische Farbe, unterstützt dein gesundes Wachstum, verhütet oder bekämpft Krankheiten.

Zu den Lebensmitteln, die viel Eisen enthalten, gehören Aprikosen, Spargel, Rohzucker, Rosenkohl, Blumenkohl, Trockenfrüchte, Eidotter, Kiwis, grüne Blattgemüse, Nüsse, Hafermehl, Samen, Sharon-Früchte, Erdbeeren, Wassermelonen, Getreide und Vollkorn-Produkte, aber auch mageres, dunkles Fleisch, Leber, Dorsch und Sardinen.

Magnesium

Magnesium und Calcium wirken zusammen. Magnesium gibt dir Energie, es läßt deine Nerven und Muskeln gut arbeiten. Außerdem hilft es, Magenschmerzen zu vermeiden, die durch Verdauungsstörungen entstehen können. Es hält deine Zähne, dein Herz und deine Blutgefäße gesund. Magnesium kann sogar Depressionen verhindern und dir helfen, bei guter Laune zu bleiben.

Magnesium ist in Alfalfa-Sprossen enthalten, aber auch in Mandeln und anderen Nüssen, die man frisch geknackt knabbert, in Äpfeln, roter Bete, Rohzucker, braunem Reis, Sellerie, Trockenobst, Grapefruit, grünem Blattgemüse, Zitronen, Orangen, Erbsen, Kartoffeln, Sesam-Samen, Sojabohnen, Mais, Getreide und Vollkornprodukten.

Kalium

Kalium und Natrium wirken in deinem Körper zusammen. Sie lassen dein Herz regelmäßig schlagen und regulieren den Flüssigkeitshaushalt. Sie bringen Sauerstoff in dein Gehirn und helfen dir so beim Lernen. Sie helfen deinem Körper beim Abtransport von Abfallprodukten. Außerdem kann Kalium bei Allergien, Koliken und Durchfall-Erkrankungen helfen.

Kalium findest du in Bananen, Zitrusfrüchten, grünem Blattgemüse, in Hülsenfrüchten und Minze-Blättern, in Nüssen, Kartoffeln, Kresse, Wassermelone, Getreide und Vollkornprodukten.

Zink

Zink wirkt in deinem Körper wie ein Verkehrspolizist. Er überwacht und lenkt alle Funktionen. Das Mineral hält deinen Geist wach und unterstützt dich so beim Lernen. Es verbessert deinen Appetit und deinen Geschmackssinn. Es hilft dir, gesund zu wachsen, und verbessert die Heilung von Kratzern, Schnitten und anderen Wunden. Wenn du auf deinen Fingernägeln kleine weiße Flecken findest, ist das oft ein Zeichen für Zink-Mangel.

Lebensmittel mit einem hohen Anteil an Zink sind Käse, Eier, Lima-Bohnen, grüne Bohnen, Pilze, Magermilchpulver, Nüsse, Zwiebeln, Kürbiskerne, Sojabohnen, Sonnenblumenkerne und Vollkornprodukte. Auch in Leber und Dorsch ist Zink enthalten.

Verzeichnis der Abbildungen

GLOSSAR

Hitliste der Nährstoffe

So wie in der Popmusik gibt es auch in der Reihenfolge der Nährstoffe eine Hitliste. Wenn wir Wasser nicht mitzählen, sind die Top Ten: Proteine, Kohlehydrate, Fette, Vitamin A, Vitamin B_1 (Thiamin), Vitamin B_2 (Riboflavin), Vitamin B_3 (Niacin), Vitamin C, Calcium und Eisen.

Als Grundregel gilt: Wenn du genug von diesen Nährstoffen aus der gesunden, täglichen Nahrung zu dir nimmst, bist du auch mit den übrigen Nährstoffen gut versorgt.

Guter Rat
Es gibt so viele Lebensmittel – da ist es manchmal schwer, sich für die gesunden zu entscheiden. Wenn du dich an die folgenden Tips hältst, kannst du sicher sein, daß du deiner Gesundheit nützt und ihr nicht schadest.

- Trinke Wasser, frische Säfte aus Obst und Gemüse, Milch, Milk-Shakes oder Kräutertee anstelle von Cola oder Limonade.

- Wenn du Appetit auf Süßes hast, nimm lieber Karob-Produkte, die weniger Zucker enthalten als Schokolade und «gewöhnliche» Süßigkeiten.

- Als kleine Mahlzeit zwischendurch eignen sich Früchte, schwach gesalzene Cräcker, Vollkorn-Knäckebrot, Käse, hartgekochte Eier, rohes Gemüse, Joghurt und Trockenfrüchte (hinterher Zähne putzen!). Nüsse, Kürbiskerne, Sonnenblumenkerne und Popcorn eignen sich als leckere Knabberei – allerdings nicht für Kinder unter fünf Jahren: Sie können sich daran verschlucken und ersticken.

Das Wort *Glossar* kommt aus dem Altgriechischen. Es bedeutete zuerst «Zunge», später «Wort». Heute bezeichnet man mit dem Wort «Glossar» eine Liste von Erklärungen.

Hier findest du Erklärungen für einige schwierige Wörter, die in diesem Buch verwendet wurden.

Abgespannt
Sehr müde und angestrengt.

Allergie
Eine Überempfindlichkeit gegen ein bestimmtes Lebensmittel, einen Nährstoff oder einen anderen Stoff, gegen den andere Menschen nicht empfindlich sind (z.B. Staub oder Katzenhaare).

Angespannt
Steif und starr vor Anstrengung.

Anweisungen
Erklärungen, Anleitung, Hinweise.

Asana
Yoga-Übung oder -Haltung.

Atmung
Das Einziehen und Auspusten von Luft durch Mund oder Nase.

Aufmerksam
Wachsam, beobachtend.

Aufrecht
Gerade, nicht gebeugt.

Aufwärmen
Im Sport bestimmte Übungen, mit denen du deinen Körper auf das eigentliche Training vorbereitest. Wenn du gut aufgewärmt bist, vermeidest du Muskelkater.

Ausatmen
Die verbrauchte Atemluft aus dem Körper pusten. Das Gegenteil von Einatmen.

Ausbreiten
Entfalten, auseinanderklappen, ausstrecken.

Ausguck
Eine besonders erhöhte Stelle, von der aus z.B. Raubvögel nach Beute Ausschau halten.

Balance
Gleichgewicht.

Beobachten
Wachsam und aufmerksam ansehen und verfolgen.

Bibliographie
Liste von Büchern.

Bibliothek
Eine Bücherei, in der du Bücher ausleihen kannst.

Blase
Ein Organ im Körper, in dem Flüssigkeit gesammelt wird. In der *Harnblase* sammelt sich der Urin.

Blutkreislauf
Siehe Kreislauf.

Deprimiert
Sehr traurig, niedergeschlagen.

Diagonal
Schräg von einer Ecke zur anderen verlaufend.

Diarrhoe
Durchfall.

Dreieck
Eine Form mit drei geraden Kanten und drei Ecken.

Dromedar
Kamel mit einem Höcker, das zum Reiten und als Lasttier benutzt wird. Dromedare sind in den arabischen und afrikanischen Wüsten zu Hause.

Dynamisch
Voller Kraft und Energie.

Einatmen
Frische Atemluft in die Lungen einziehen. Das Gegenteil von Ausatmen.

Einheit
Ein Ganzes, das sich aus mehreren Teilen zusammensetzt.

Emotionen
Starke Gefühle wie Angst, Liebe, Wut oder Freude.

Energisch
Schwungvoll und entschieden.

Entgegengesetzt
In umgekehrter Richtung.

Entspannen
Sich ausruhen und locker werden.

Entspannung
Ein Zustand der Ruhe, in dem du dich nicht anstrengst.

Erleichterung
Das Gefühl, das du hast, wenn etwas Schwieriges (z.B. Angst, Schreck, eine Prüfung) überstanden ist.

Essentiell
Sehr wichtig.

Expandieren
Sich ausdehnen, größer werden.

Exzessiv
Stark übertrieben, nutzlos.

Filtern
Reinigen.

Fit
Gesund, beweglich, sportlich.

Flach
Nicht tief.

Flexibel
Geschmeidig, biegsam.

Fördern
Unterstützen, helfen.

Fortfahren
Weitermachen.

Fortschritt
Wenn du einem Ziel näher kommst, machst du Fortschritte.

Frustriert
Enttäuscht.

Gedankenbild
Ein Bild, das man sich nur in seiner Phantasie malt.

Geistig
Was mit dem Gehirn und den Gedanken zu tun hat.

Gelenk
Bewegliche Stelle zwischen zwei Knochen.

Gemächlich
Langsam, entspannt und ruhig.

Geschmeidig
Weich, beweglich, biegsam.

Gewebe
Ein Geflecht von Zellen und Fasern, aus denen Teile des Körpers bestehen.

Gewöhnlich
Üblich, normal.

Gipfel
Der höchste Punkt eines Berges.

Grüne Blattgemüse
Alle Gemüse, von denen man die grünen Blätter ißt (z.B. Salat, Spinat, Mangold, Löwenzahn, Kresse, Brokkoli).

Gruß
Eine Geste, mit der man jemanden begrüßt oder willkommen heißt.

Hagebutten
Die Früchte der wilden Heckenrose, die sich im Spätsommer und Herbst unterhalb der Blüten bilden.

Haltung
Die Art, wie du deinen Körper hältst: z.B. aufrecht, gebeugt oder zusammengesunken. Auch die verschiedenen Yoga-Übungen werden «Haltungen» genannt.

Haupt...
Am wichtigsten, führend.

Herausforderung
Etwas, woran man seine Kraft oder Geschicklichkeit ausprobieren kann.

Heuschrecke
Eine Art Grashüpfer. Heuschrecken leben in Afrika und Asien. Manchmal ziehen sie in großen Schwärmen über das Land und fressen ganze Felder kahl.

Hülsenfrüchte
Gemüse, die in Hülsen wachsen, z.B. Bohnenkerne, Erbsen, Linsen und Erdnüsse.

Hygiene
Reinlichkeit und Körperpflege, die der Gesundheit dient.

Imaginär
Etwas, das es nur in der Phantasie oder Vorstellungswelt gibt.

Infektion
Eine Krankheit, die durch Keime (Bakterien, Viren oder Pilze) verursacht wird.

Inhalt
Das, was in einem Gefäß oder Behältnis ist.

Interview
Ein Gespräch, bei dem eine Person Fragen stellt und die andere antwortet.

Karob
Ein Pulver, das aus dem gemahlenen Samen des Johannisbrotbaums hergestellt wird. Es schmeckt ähnlich wie Schokolade und sieht auch so aus.

Kenntnis
Wissen, Erfahrung.

Kohlendioxid
Ein Gas, das der Körper durch die Lungen abgibt.

Kolik
Starke Schmerzen, meist im Bauch, die entweder gleichmäßig andauern oder in Schüben auftreten.

Kontrahieren
Zusammenziehen. Ein Muskel, den du anspannst, zieht sich zusammen und wird dadurch kürzer.

Kontrolle
Die Macht, etwas zu bestimmen oder zu beherrschen.

Konzentration
Aufmerksamkeit für eine Sache oder Beschäftigung.

Konzentrieren
Ganz aufmerksam mit einer Sache beschäftigt sein.

Koordination
Das Zusammenwirken verschiedener Muskeln, die für eine Bewegung zuständig sind.

Kopfhaut
Die Haut auf deinem Kopf, aus der deine Haare wachsen.

Kreislauf
Etwas, das sich immer im Kreis herum bewegt. Das Blut in deinem Körper wird vom Herzen in einem Kreislauf durch die Adern gepumpt.

Lockern
Einen Körperteil entspannen oder auch sanft schütteln, bis er sich ganz weich anfühlt.

Lotus
Eine Seerosenart mit großen rosa Blütenblättern, die man in Indien findet. Im Yoga ist der Lotus eine Sitzhaltung mit überkreuzten Beinen.

Lunge
Ein schwammartiges Organ im Inneren der Brust, das für die Atmung zuständig ist. Die Lunge besteht aus zwei Lungenflügeln.

Massage
Festes Kneten und Reiben der Muskeln und Gelenke mit den Händen.

Maximum
Das meiste oder größte, das möglich ist.

Meditieren
Ganz ruhig nachdenken. Um deine Aufmerksamkeit ganz auf einen Gedanken oder eine Beschäftigung zu richten, mußt du alles andere aus deinen Gedanken ausschließen.

Melasse
Eine dunkle, klebrig-zähflüssige Masse, die viele Vitamine und Mineralien enthält. Melasse entsteht bei der Herstellung von Zucker.

Milchprodukte
Nahrungsmittel, die aus Milch hergestellt werden, z.B. Käse, Quark, Joghurt.

Nabel
Die kleine Vertiefung in der Mitte deines Bauches (auch Bauchnabel).

Nasenlöcher
Die Öffnungen in der Nase, durch die du atmest.

Natürlich
Etwas, das in der Natur vorkommt oder von der Natur hervorgebracht wird.

Neigen
Sich zu etwas hinbeugen.

Nervensystem
Das Gehirn, das Rückenmark (das innerhalb der Wirbelsäule liegt) und alle Nervenbahnen im Körper.

Nieren
Zwei Organe im Inneren des Körpers, die Gifte und Abfallstoffe aus dem Blut filtern und mit dem Urin abgeben.

Niesen
Plötzlich und heftig ausatmen, meist durch die Nase. Beim Niesen machst du meist ein Geräusch, das sich wie «Hatschi!» anhört.

Oberfläche
Die Außenseite, die du berühren kannst.

Oberschenkel
Der obere Teil des Beines, zwischen Knie und Hüfte.

Ochse
Eine männliche Kuh.

Organe
Körperteile, die bestimmte Aufgaben erfüllen, z.B. das Herz.

Panik
Sehr große Angst, die Menschen leicht zu unüberlegten Handlungen treibt.

Parallel
Zwei Linien, die im gleichmäßigen Abstand nebeneinander verlaufen und einander nicht kreuzen.

Pasta
Das italienische Wort für Nudeln aller Art. Nudeln werden aus einer «Paste» aus Mehl, Wasser und manchmal Eiern hergestellt.

Phantasie
Vorstellungskraft. Die Fähigkeit, sich in Gedanken Bilder zu malen oder Geschichten vorzustellen.

Physisch
Auf den Körper bezogen.

Populär
Bei vielen Menschen bekannt und beliebt.

Position
Stellung, Haltung.

Produkt
Etwas, das wächst oder hergestellt wird.

Resultat
Ergebnis.

Rotation
Eine kreisende Bewegung.

Ruckartig
Bewegungen, die nicht ruhig und gleichmäßig ausgeführt werden.

Rutschfest
Etwas, das nicht wegrutschen kann oder auf dem du nicht ausrutschst.

Sanft
Vorsichtig, behutsam, ruhig.

Sauerstoff
Ein farbloses und geruchloses Gas. Ohne den Sauerstoff in unserer Atemluft könnten Menschen und Tiere nicht leben.

Schädel
Die Knochen, aus denen dein Kopf besteht.

Schlacken
Abfallstoffe, die nicht mehr benötigt werden.

Schräg
Nicht gerade.

Schweben
Ruhig durch die Luft segeln.

Schwindelig
Wenn du das Gefühl hast, alles dreht sich um dich, ist dir schwindelig.

Sekunde
Ein kurzer Moment. Eine Minute besteht aus sechzig Sekunden.

Selbstbewußt
Jemand, der sich sicher und stark fühlt, ist selbstbewußt.

Seufzen
Beim Ausatmen einen Ton ausstoßen, um Erleichterung, Enttäuschung oder auch Zufriedenheit auszudrücken.

Sicher
Ungefährlich, gut geschützt.

Sitzung
Ein bestimmter Zeitraum, in dem du etwas tust, z.B. Yoga üben.

Sohle
Die Unterseite eines Fußes oder eines Schuhs.

Soor
Eine Krankheit, die Lippen und Zunge befällt.

Sorglos
Ohne Angst oder Sorgen.

Spannung
Das Gefühl, das du in deinem Körper hast, wenn du die Muskeln anstrengst, um eine Übung zu halten.

Stabil
Fest, sicher, haltbar.

Strikt
Streng, genau nach Anleitung.

Starr
Steif, nicht biegsam.

Starren
Jemanden oder etwas mit unbewegtem Blick lange ansehen.

Stirn
Der vordere Teil des Kopfes, zwischen Augen und Haaransatz.

Stütze
Ein Hilfsmittel, das unter einen Gegenstand geschoben wird, um ihn aufrecht oder gerade zu halten.

Taumeln
Schwanken, sich unsicher bewegen.

Trainieren
Üben oder jemanden etwas lehren.

Temperatur
Wärme oder Kälte, wird gemessen in Grad Celsius.

Tofu
Eine quark-ähnliche Masse, die aus Sojabohnen hergestellt wird. Tofu enthält viel pflanzliches Eiweiß.

Torkeln
Sich unsicher und schwankend bewegen.

Unterleib
Bauch. Der Teil deines Körpers zwischen Brustkorb und Becken.

Unterschenkelbeuger
Muskel auf der Rückseite der Oberschenkel, der zum Beugen der Beine gebraucht wird.

Unterstützung
Hilfe.

Ursprung
Quelle oder Anfang von etwas.

Vegetation
Die Welt der Pflanzen.

Ventil
Eine Öffnung, die Luft oder Wasser nur in eine Richtung durchströmen läßt.

Verdauung
Der Vorgang im Körper, bei dem der Nahrung die Nährstoffe entzogen werden.

Verhüten
Etwas verhindern.

Verschränken
Fest ineinander verhaken (z.B. die Hände).

Verstopfung
Eine Störung der Verdauung, bei der die Nahrung nicht genügend aufgebrochen wird. Der Körper kann seine Abfallstoffe nur schwer ausscheiden. Verstopfung kann zu Bauchschmerzen führen.

Vollkorn-Produkte
Lebensmittel, die aus ungeschältem Getreide wie Weizen hergestellt werden. Die Schale und der Keim des Getreidekorns, die besonders viele Nährstoffe enthalten, werden mitverwendet.

Vollwertig
Eine Ernährung mit natürlichen Lebensmitteln, die dir hilft, gesund zu bleiben.

Vorbereitung
Dinge, die man tut oder zurechtlegt, ehe man mit einer Tätigkeit beginnt.

Vorgeben
So tun als ob.

Vorschlag
Eine Idee, die als Angebot gemeint ist.

Vorstellungskraft
Die Fähigkeit, sich etwas auszudenken und bildlich vorzustellen.

Wadenmuskel
Muskel an der Rückseite des Beines, unterhalb vom Knie.

Wahl
Etwas, das du selbst aussuchen oder entscheiden kannst.

Widerstrebend
Unwillig.

Winkel
Der Punkt, an dem zwei Linien oder Flächen zusammentreffen.

Wirbelsäule
Die Reihe von Knochen, die entlang der Mitte deines Rückens verläuft.

Yogi
Ein Mensch, der sich Yoga zur Lebensauffassung gemacht hat.

Zellen
Kleine Einheiten, aus denen alle Körperteile bestehen.

Zitrusfrüchte
Eine Gruppe von Früchten, die mit der Zitrone verwandt sind. Dazu gehören Orangen, Grapefruits, Zitronen, Limonen und Mandarinen.

Zugluft
Ein scharfer Luftstrom, der durch ein Zimmer zieht.

Zurückziehen
An einen Ort gehen, wo du allein, ungestört und unbeobachtet bist.

REGISTER

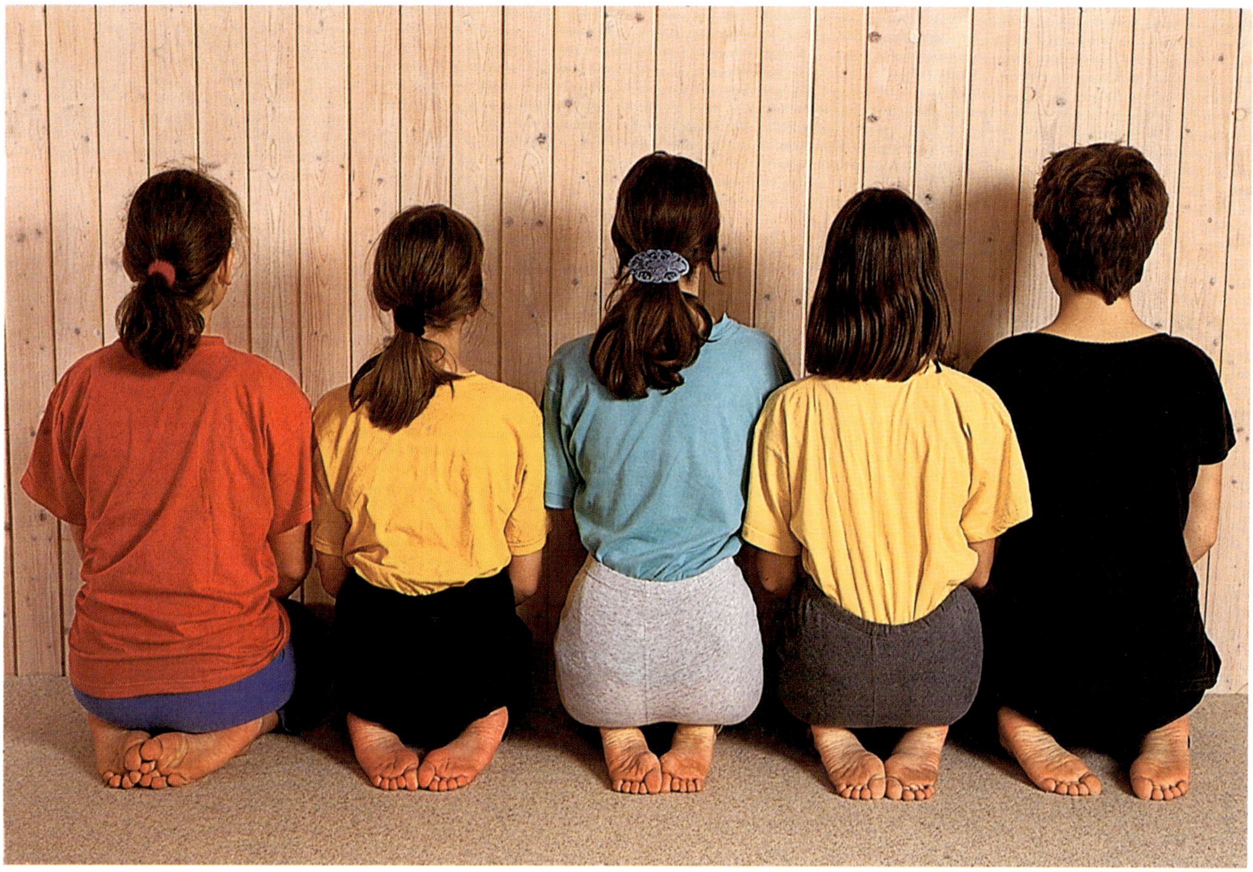